Robert Bosch Stiftung (Hrsg.) Rückert et al.
Gemeinsam für ein besseres Leben **Ernährung bei Demenz**
mit Demenz

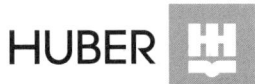

Gemeinsam für ein besseres Leben mit Demenz

Eine Buchreihe der Robert Bosch Stiftung

Rund eine Million Menschen in Deutschland leiden an Demenz. Die enorme Herausforderung dieser Krankheit für unser Gesundheitssystem und unsere Gesellschaft ist nur zu bewältigen, wenn alle Beteiligten an einem Strang ziehen. Das möchte die Initiative *Gemeinsam für ein besseres Leben mit Demenz* der Robert Bosch Stiftung erreichen. In sieben Werkstätten haben rund 80 Vertreter aus Politik und Verwaltung und von Angehörigenorganisationen gemeinsam mit Wissenschaftlern und Praktikern aus Medizin, Pflege und anderen Disziplinen über die zentralen Probleme des Lebens mit Demenz diskutiert. Die sieben Berichte der Werkstätten fassen das jeweilige Thema zusammen, greifen gute Ansätze in der Praxis auf und geben Handlungsempfehlungen. Sie richten sich an alle, die beruflich direkt oder indirekt mit der Begleitung von Menschen mit Demenz befasst sind, sowie an interessierte Laien und Entscheidungsträger.

Die sieben Bände:

Die Krankheit frühzeitig auffangen (ISBN 978-3-456-84399-5)
Ressourcen erhalten (ISBN 978-3-456-84394-0)
Gemeinsam betreuen (ISBN 978-3-456-84393-3)
Demenzkranken begegnen (ISBN 978-3-456-84395-7)
Technische Unterstützung bei Demenz (ISBN 978-3-456-84396-4)
Ernährung bei Demenz (ISBN 978-3-456-84397-1)
Ethik und Recht (ISBN 978-3-456-84398-8)

Robert Bosch Stiftung (Hrsg.)
Gemeinsam für ein besseres Leben mit Demenz

Willi Rückert
Radka Arnold
Brigitte Bauer-Söllner
Claudia Brinner
Christina Ding-Greiner

Christian Kolb
Mechthild Lärm
Ursula Mybes
Magda Schreier
Renate Vanorek

Ernährung bei Demenz

Verlag Hans Huber

Lektorat: Dr. Klaus Reinhardt
Herstellung: Anina Maria Köchling
Umschlagillustration: Arne Holzwarth
Umschlag: Atelier Mühlberg, Basel
Druckvorstufe: Claudia Wild, Stuttgart
Druck und buchbinderische Verarbeitung: AZ Druck und Datentechnik, Kempten
Printed in Germany

Bibliographische Information der Deutschen Bibliothek
Die Deutsche Bibliothek verzeichnet diese Publikation in der Deutschen Nationalbibliographie; detaillierte bibliographische Daten sind im Internet über http://dnb.ddb.de abrufbar.

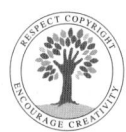

Dieses Werk, einschließlich aller seiner Teile, ist urheberrechtlich geschützt. Jede Verwertung außerhalb der engen Grenzen des Urheberrechtes ist ohne Zustimmung des Verlages unzulässig und strafbar. Das gilt insbesondere für Vervielfältigungen, Übersetzungen, Mikroverfilmungen sowie die Einspeicherung und Verarbeitung in elektronischen Systemen.

Die Wiedergabe von Gebrauchsnamen, Handelsnamen oder Warenbezeichnungen in diesem Werk berechtigt auch ohne besondere Kennzeichnung nicht zu der Annahme, dass solche Namen im Sinne der Warenzeichen-Markenschutz-Gesetzgebung als frei zu betrachten wären und daher von jedermann benutzt werden dürfen.

Anregungen und Zuschriften bitte an:
Verlag Hans Huber
Hogrefe AG
Lektorat Medizin/Gesundheit
Länggass-Strasse 76
CH-3000 Bern 9
Tel: 0041 (0)31 300 4500
Fax: 0041 (0)31 300 4593
verlag@hanshuber.com
www.verlag-hanshuber.com

1. Nachdruck 2010
© 2007 by Verlag Hans Huber, Hogrefe AG, Bern
ISBN 978-3-456-84397-1

Vorwort der Robert Bosch Stiftung zur Reihe «Gemeinsam für ein besseres Leben mit Demenz»

Demenzerkrankungen stellen die Betroffenen und ihr Umfeld, die betreuenden Personen und das Gesundheitssystem vor besondere Probleme. Der fortschreitende Verlust der kognitiven Fähigkeiten erfordert spezifische Ansätze des Umgangs, der Unterstützung und der Begleitung. Die angesichts des demografischen Wandels wachsende Anzahl der Erkrankten erhöht den Handlungsbedarf, gute Konzepte in die breite Anwendung zu bringen und neue Wege der Begleitung einzuschlagen.

Auf diese Herausforderung reagierte die Robert Bosch Stiftung im Jahr 2004 mit der Initiative «Gemeinsam für ein besseres Leben mit Demenz». Sie setzte auf die Bündelung der vorhandenen Akteure und lud Vertreter aus Politik, Verwaltung und von Angehörigenorganisationen gemeinsam mit Wissenschaftlern und Praktikern aus Medizin, Pflege und anderen Disziplinen zur Mitarbeit in sieben Werkstätten ein. Durchsetzungschancen und die Nachhaltigkeit von bestehenden Aktivitäten sollten und sollen durch die Zusammenarbeit gestärkt und die übergreifende Netzwerkarbeit gestützt werden.

Die Themen der sieben Werkstätten, deren Berichte als Einzelbände in der Reihe «Gemeinsam für ein besseres Leben mit Demenz» erscheinen, wurden mit Hilfe von ausgewiesenen Experten ausgewählt. Die Kernfragestellungen setzen direkt bei den Menschen mit Demenz an und begleiten sie in ihrem Krankheitsverlauf:

- Wie können Demenzkranke frühzeitig aufgefangen werden?
- Wie werden die Fähigkeiten der Betroffenen so lange wie möglich erhalten?
- Wie kann die Unterstützung gemeinsam mit Angehörigen und Fachleuten gelingen?
- Wie begegnet man Demenzkranken?

- Wie können eine gute Wohngestaltung und Selbständigkeit mit Technologie unterstützt werden?
- Wie wird für die richtige und ausreichende Ernährung gesorgt?
- Welche ethischen und rechtlichen Zusammenhänge stellen sich im Zusammenhang mit Demenz?

Die Mitglieder der Initiative haben gezeigt, dass eine übergreifende Zusammenarbeit möglich und fruchtbar ist. Sie haben sich entschlossen, mit der Gründung des Vereins «Aktion Demenz» das begonnene Netzwerk fortzusetzen und zu erweitern. Sie wollen weiterhin für ein besseres Leben mit Demenz eintreten, gemeinsam mit den Betroffenen, gemeinsam in ihrer Begleitung und gemeinsam in der Gesellschaft.

Wir hoffen, dass die Berichte eine gute Basis für die weitere Arbeit des Vereins bilden, und wir hoffen ebenfalls, dass durch das Aufzeigen von neuen Ansätzen, guten Beispielen und Handlungsempfehlungen für die Menschen mit Demenz und auch bei den vielen anderen Menschen, die täglich mit Demenzkranken umgehen, eine positive Wirkung entfaltet wird.

Robert Bosch Stiftung
Stuttgart, Oktober 2006

Inhalt

Teil 1:
Die Ernährungssituation Demenzkranker 11

1. Bedarfs- und bedürfnisgerechte Ernährung bei Demenz –
   Erfordernisse und Möglichkeiten. 13

2. Soziokulturelle und psychische Aspekte der Ernährung bei Demenz. 19

3. Altersbedingte körperliche Veränderungen und ihr Einfluss
   auf das Essen und Trinken von Demenzkranken. 25
   3.1 Nachlassende Sinnesfähigkeiten und Appetitverlust. 26
   3.2 Altersbedingte Veränderungen des Verdauungstraktes 28
   3.3 Flüssigkeitsbedarf. 29
   3.4 Energie- und Nährstoffbedarf 30
   3.5 Veränderungen von Mund und Zähnen. 33
   3.6 Das Zusammenwirken von Bewegung und Ernährung
       bei Demenzkranken. 37

4. Mangel- und Fehlernährung im Alter und bei Demenz. 43
   4.1 Gewichtsverlust 44
   4.2 Faktoren, die eine Mangelernährung beeinflussen 45
   4.3 Mögliche Folgen von Fehl- und Mangelernährung. 49

5. Erfassung der Ernährungssituation – Screening und Assessment 51
   5.1 Screening zur groben Erfassung der Ernährungssituation. 51
   5.2 Genaue Einschätzung der Ernährungssituation
       durch das Assessment 52
   5.3 Instrumente zur Erfassung der Ernährungssituation 53
   5.4 Ernährungssoftwareprogramme 55

Teil 2:
Verbesserung der Ernährungssituation Demenzkranker 57

6. Verbesserung der Ernährungssituation von Demenzkranken –
   Empfehlungen und Informationen 59

7. Individuelle Ernährungsbedürfnisse von Demenzkranken 61

8. Verbesserung der Ernährungssituation Demenzkranker
   in der häuslichen Umgebung 65
   8.1 Hochrisiko-Gruppe: Alleinstehende mit Demenz 65
   8.2 Infrastrukturelle Maßnahmen zur Verbesserung der
       Ernährungssituation zu Hause lebender Demenzkranker 66
   8.3 Ernährungsrichtlinien für ältere Menschen 68
   8.4 Die Ernährungssituation pflegender Angehöriger 69

9. Verbesserung der Ernährungssituation Demenzkranker
   in der Tagespflege 71

10. Verbesserung der Ernährungssituation Demenzkranker
    in der stationären Altenhilfe 73
    10.1 Verpflegungskonzepte – eine Möglichkeit zur bedarfs-
         und bedürfnisgerechten Ernährung 73
    10.2 Informationen und Empfehlungen für die Entwicklung
         eines Verpflegungskonzepts 74
    10.3 Ernährungsteams 104
    10.4 Empfehlungen für die Dokumentation durch Pflege
         und Hauswirtschaft 107
    10.5 Empfehlungen für Verhaltensweisen in besonderen Situationen ... 108
    10.6 Wohnumfeld- und Pflegevisite als Kontrollinstrumente 109
    10.7 Assessmentinstrumente in der stationären Altenhilfe 109

11. Verbesserung der Ernährungssituation Demenzkranker
    im Krankenhaus 111

12. Künstliche Ernährung von Menschen mit Demenz 117

Teil 3:
Konsequenzen 127

13. Wissen, Bildung und Ernährung 129
    13.1 *Ernährung alter Menschen* – ein Randthema in der Ausbildung 129
    13.2 Fort- und Weiterbildungen für Profis 131
    13.3 Schulungen für pflegende Angehörige 132
    13.4 Lehr- und Lernmittel 134
    13.5 Aufklärungskampagnen 136

14. Forderungen und gesetzliche Regelungen für die Ernährung
    Hilfebedürftiger 137
    14.1 Ernährungsbezogene Regelungen im Krankenversicherungsrecht
        (SGB V) 137
    14.2 Ernährungsbezogene Regelungen im Pflegeversicherungsrecht
        (SGB XI) 138
    14.3 Rechte hilfebedürftiger Menschen auf bedürfnisgerechte
        Ernährung 140
    14.4 Chancen der Charta der Rechte hilfebedürftiger Menschen 143

15. Grundlagen für eine verbesserte Ernährungskultur – Empfehlungen
    an Entscheidungsträger aus Politik, Wissenschaft und Wirtschaft....... 145
    15.1 Empfehlungen an Politiker in Bund, Ländern und Kommunen 146
    15.2 Empfehlungen an Entscheidungsträger der Pflege-
        und Krankenkassen.. 150
    15.3 Empfehlungen an Ärzte...................................... 151
    15.4 Empfehlungen an Entscheidungsträger aus der Pflege 152
    15.5 Empfehlungen an Leitungsverantwortliche des Bereichs
        Hauswirtschaft 155

Literatur 157

Autorinnen und Autoren... 167

Teil 1
Die Ernährungssituation Demenzkranker

1 Bedarfs- und bedürfnisgerechte Ernährung bei Demenz – Erfordernisse und Möglichkeiten

Essen und Trinken bedeuten mehr als eine angemessene Aufnahme von Nährstoffen und Flüssigkeit und mehr als das Stillen von Hunger und Durst. Essen und Trinken sind lebensnotwendig – für den Körper, die Psyche, den Geist.

Im Laufe eines Lebens wandelt sich die individuelle Bedeutung des Essens und Trinkens und Vorlieben und Abneigungen ändern sich. Oft lässt mit zunehmendem Alter der Appetit nach. Sind wir gesund, stellen wir uns darauf ein. Was aber, wenn das Nachlassen der Sinne uns etwas vortäuscht, was gar nicht da ist? Was, wenn wir das nahrhafte Essen vor uns nicht mehr als Essen wahrnehmen? Was, wenn wir nicht mehr essen und trinken und niemand – einschließlich uns selbst – versteht, warum wir das nicht mehr tun?

Menschen, die nicht mehr die erforderlichen Alltagskompetenzen für eine angemessene Ernährung besitzen, benötigen Hilfe und Unterstützung. Eine an den individuellen Bedürfnissen des Einzelnen orientierte Hilfe bedeutet allerdings mehr, als das tägliche Servieren einer warmen Mahlzeit.

Die Ernährungssituation alter und demenzkranker Menschen

Auch wenn die Ernährungssituation alter Menschen in den letzten Jahren mehr Beachtung gefunden hat, ist die gegenwärtige Situation für die Betroffenen oft noch mangelhaft.

Mangelernährung ist nicht selten. Fehl- und Mangelernährung kommen bei älteren Menschen, nicht nur in Deutschland, häufig vor. «Je nach untersuchter Population finden sich bei zu Hause lebenden, gesunden Senioren bei ca. 2 bis 7 % eine Mangelernährung, bei 22 bis 59 % der hospitalisierten Älteren und bei 10 bis 85 % der Bewohner von Pflegeheimen eine Mangelernährung.» (Zeyfang et al., 2005:331) Der Medizinische Dienst der Krankenkassen (MDK) hat bei seinen Qualitätsprüfungen festgestellt, dass bei etlichen künstlich ernährten Heimbewohnern die Nährstoffzufuhr zu gering ist. Eine Untersuchung des MDK in hessischen Pflegeheimen ergab, dass «47 % der vollständig über eine (Sonde) versorgten Personen … sogar weniger als den Grundumsatz (erhielten).» (Brüggemann, 2003:684)

Profis verkennen den Wert guter Ernährung. Hauswirtschafter[1], Pflegende, Mediziner und Verantwortliche aus Politik und dem Gesundheitswesen spielen eine Schlüsselrolle in der Versorgung von Demenzkranken. Nachdenklich stimmt demgegenüber, dass etliche Profis die Ernährung alter und demenzkranker Menschen als unproblematisch betrachten. Eine ausreichende Ernährung alter Menschen scheint in der deutschen Wohlstandsgesellschaft als selbstverständlich vorausgesetzt zu werden.

In vielen Pflegeeinrichtungen wird vom Management der Bereich Ernährung und Hauswirtschaft entgegen den dringenden Ratschlägen des Kuratoriums Deutsche Altershilfe (KDA) nicht zum Kerngeschäft gerechnet. Bei Rationalisierungsbemühungen wird der Verpflegungsbereich häufig an einen Caterer ausgegliedert. Wenn Caterer- und Pflegeverantwortliche Kommunikationswege zwischen Pflege und Verpflegung sicherstellen und ihren Vertrag unter Berücksichtigung der Bedarfe und Bedürfnisse der Bewohner gestalten, dann ist die Versorgung durch Caterer jedoch nicht schlechter als durch eine eigene Küche.

Von Pflegenden wird die Unterstützung beim Essen und Trinken «als unangenehme Pflicht erlebt und delegiert, vorzugsweise an Hilfskräfte» (Schwerdt, 2005:76). Dabei könnte die Verbesserung der Ernährungssituation die Arbeit erleichtern:

> «Es besteht ein Widerspruch zwischen der Belastung der Pflegenden durch unbehandelte Mangelernährung einerseits und dem mangelnden Problembewusstsein und pflegespezifischen Aufgabenverständnis beruflich Pflegender andererseits.» (Schwerdt, 2005:75).

Letztendlich ist eine gute Ess- und Trinkkultur nicht nur die beste Medizin für Bewohner von Altenhilfeeinrichtungen, sondern auch für das angeschlagene Image der traditionellen Pflegeheime:

---

1 Der Lesefreundlichkeit halber wird auf die parallele Verwendung der männlichen und weiblichen Schreibweise verzichtet und immer dann, wenn allgemein von Bewohnern, Mitarbeitern, Therapeuten etc. die Rede ist, die männliche Form verwendet. Selbstverständlich sind immer auch Bewohnerinnen, Mitarbeiterinnen, Therapeutinnen etc. angesprochen.

« Das ist der Grund, warum in den alternativen Dementen-WGs mit dem Essen so ein Kult getrieben wird. Denn alles, was mit der höchstpersönlichen Ernährung zu tun hat, bekommt im Alter eine ähnliche zentrale subjektive wie objektive Bedeutung wie im Kleinkindalter.» (Dörner, 2006:213).

Versorgungsfehler durch mangelndes Bewusstsein und Wissen. Die Medizinischen Dienste der Krankenkassen (MDK) stellen bei ihren Qualitätsprüfungen (nach § 114 SGB XI) in der ambulanten und stationären Pflege häufig fest, dass die Ergebnisqualität der Bereiche Ernährung und Flüssigkeitsversorgung nicht zufriedenstellend ist. Die mit der erbrachten Leistung verknüpften Ziele scheinen oft nicht erreicht zu werden. Das hat die MDK-Gemeinschaft dazu veranlasst, in einer Grundsatzstellungnahme den aktuellen Stand der medizinisch-pflegewissenschaftlichen Erkenntnisse zum Thema «Ernährung und Flüssigkeitsversorgung älterer Menschen» darzustellen (MDS, 2003). Diese Grundsatzstellungnahme wurde nicht nur positiv aufgenommen. Allerdings hat sie ein stärkeres Bewusstsein für die Problematik geschaffen. Der Hinweis auf mögliche Pflegefehler (Brüggemann, 2003:687) ließ viele Pflegeprofis aufhorchen. Eine Fülle von Verbesserungsbemühungen war die Folge. Nichtsdestotrotz ist die Aus- und Fortbildung der unterschiedlichen Berufsgruppen, die für die Verpflegung Demenzkranker verantwortlich sind, bis heute mangelhaft.

Ernährungsberatung durch Hausärzte ungenügend. Die Diätetik hat zwar eine lange Tradition in der Medizin und speziell in der Geriatrie (Hufeland, 1798:182 ff.), aber ernährungsmedizinische Diagnose und Therapie auf der Basis wissenschaftlicher Erkenntnisse erfolgen in Deutschland erst seit den 1970er-Jahren verstärkt (Kasper, 2004:10).

Wahrscheinlich sind immer noch zu viele Hausärzte ungenügend über die Bedeutung der Ernährung alter und demenziell erkrankter Menschen informiert. Viele Patienten scheinen eine entsprechende Beratung aber auch nicht zu erwarten. Sie fordern von ihrem Arzt Medikamente und keine Ernährungsvorschläge. Dabei wären manche Informationen wesentlich wirksamer. Nicht zuletzt könnten die Hausärzte bei rechtzeitiger Diagnose eine Verschlechterung des körperlichen und psychischen Zustands der Betroffenen durch unsachgemäße Ernährung verhindern.

Wie sich das Essen und Trinken für Menschen mit Demenz verändert

Wenn Menschen an Demenz erkranken, dann verändert sich im Laufe etlicher Jahre ihr gesamtes Leben. Die Krankheit beeinflusst ihre körperliche, psychische und soziale Situation und ihre Wahrnehmung. So kann es passieren, dass sie das Essen auf ihrem Teller nicht mehr als Essen erkennen.

Etliche Autoren gehen davon aus, dass der demenzielle Prozess in Phasen verläuft. Erste funktionelle Störungen machen sich meist im mittleren Stadium bemerkbar. Die Betroffenen haben Schwierigkeiten, komplexe Handlungen auszuführen. Einzelne Handlungsabläufe können nicht mehr koordiniert werden. Planung und Zubereitung einer vollwertigen Mahlzeit sind nicht mehr möglich. Der Verlust dieser Fähigkeiten ist insbesondere für Hausfrauen äußerst schambesetzt.

In späteren Stadien sind Bewegungsabläufe und Sinnesempfindungen erheblich beeinträchtigt. Zielgerichtete Bewegungen sind nicht mehr möglich, Gesagtes wird oft nicht mehr verstanden und Gegenstände, wie etwa Messer und Gabel, werden nicht mehr erkannt. Besteck kann nicht mehr benutzt werden. Im fortgeschritteneren Stadium können manche Betroffene nicht mehr kauen und schlucken.

Durch Hilfestellungen – zu Beginn der Erkrankung durch Beratung, Einkaufshilfen, übersichtliche und zweckmäßige Küchenausstattung, später durch Zuwendung, geduldige Anleitung über alle Sinne und Unterstützung nur bei den beeinträchtigten Teil-Fähigkeiten – kann für längere Zeit eine vollwertige orale Ernährung erreicht werden. Ist dies nicht mehr der Fall, stellt sich die schwierige Frage, ob ergänzend eine künstliche Ernährung verantwortbar ist (vgl. Kap. 12).

Prävention durch Ernährung

Eine bedarfs- und bedürfnisgerechte Ernährung für alte und demenzkranke Menschen hilft, ihren Gesundheitszustand zu verbessern, Mangelernährung vorzubeugen, Pflegebedürftigkeit zu vermeiden oder hinauszuzögern und auf diesem Wege auch die Kosten im Gesundheits- und Sozialwesen zu minimieren.

Nicht geklärt ist bislang, ob mit einer bestimmten Form der Ernährung der demenzielle Prozess verzögert werden kann. Derzeit wird in verschiedenen Studien untersucht, inwiefern eine spezielle Ernährung, die reich an den Vitaminen B 12 und B 6, Folsäure, Antioxidantien und an Omega-3-Fettsäuren ist, einen Beitrag zur Demenzprävention leisten kann.

Verbesserung der Esskultur bedeutet Verbesserung der Lebensqualität

Auch Menschen mit Demenz genießen gutes Essen, blühen auf in angenehmer Atmosphäre und haben Freude daran, mit anderen zu kochen. Wie beim Gesunden wird auch ihr Appetit durch die Umgebung, andere Menschen und das Essen selbst beeinflusst. Aber sie reagieren meist wesentlich sensibler auf Veränderungen, Belastungen oder zu viele Sinneseindrücke.

Um demenzkranken Menschen helfen zu können, muss man wissen, warum sie wie reagieren und wie man positiven Einfluss auf ihre Ernährung nehmen kann. Es genügt nicht, sich allein auf die körperliche Verfassung und die Nährstoffzufuhr zu konzentrieren. Das Ziel einer bedarfs- und bedürfnisgerechten Ernährung ist es, die Lebensqualität der betroffenen Menschen durch eine qualitativ hochwertige Esskultur zu verbessern. Dazu müssen sämtliche Aspekte rund um die Ernährung in den Blick genommen werden.

Ernährung bei Demenz – Anregungen für eine qualitativ hochwertige Ernährungskultur

Ernährung bei Demenz geht auf die körperlichen, psychischen, geistigen und sozialen Aspekte des Essens und Trinkens ein. Der Leser erfährt, welche Ernährung Demenzkranke benötigen, wie eine ausreichende Ernährung im Laufe der Krankheit sichergestellt, wie individuellen Ernährungsproblemen begegnet und Mangelernährung verhindert werden kann. Es werden Vorschläge gemacht, wie die Betroffenen zum Essen und Trinken motiviert und aktiviert werden können. Dabei steht nicht nur die konkrete Esssituation im Mittelpunkt, sondern auch Aktivitäten wie gemeinsames Backen oder Bewegungsübungen. Soziale Kontakte und körperliche Bewegung sind wichtige Säulen einer Ernährung bei Demenz.

Je nach Lebens- und Wohnsituation benötigen die Betroffenen unterschiedliche Hilfe und Unterstützung. Vor diesem Hintergrund werden Informationen und Hinweise für die Verbesserung der Ernährungssituation im häuslichen und stationären Umfeld gegeben. Es wird beschrieben, wie den individuellen Ernährungsbedürfnissen und -erfordernissen von Demenzkranken in unterschiedlichen Umgebungen begegnet werden kann. Auf der Grundlage von Erfahrungen mit dem Essverhalten von Demenzkranken und Erkenntnissen über die Ernährungssituation alter und dementer Menschen werden Handlungsempfehlungen gegeben. Mit Beispielen aus der Praxis werden Handlungsmöglichkeiten veranschaulicht. Der Blick in die Praxis zeigt, dass die Ess- und Trinkkultur von Demenzkranken nicht selten durch leicht umsetzbare, zum Teil wenig kostenintensive oder sogar kostensparende Maßnahmen verbessert werden kann.

Neben der Auseinandersetzung mit den Möglichkeiten einer bedarfs- und bedürfnisgerechten Ernährung für alte und demente Menschen werden auch die organisatorischen, strukturellen und gesetzlichen Voraussetzungen in Altenhilfeeinrichtungen, Krankenhäusern und Kommunen für eine verbesserte Ernährungskultur in den Blick genommen. Es wird dargestellt, auf welchen Grundlagen gegenwärtig gehandelt werden kann, welche Defizite es gibt und wie sie beseitigt werden können.

Der vorliegende Text bietet Verantwortlichen und Entscheidungsträgern aus Pflege, Medizin und Hauswirtschaft, aus Bildung und Forschung, aus Verwaltung und Politik umfassende Informationen und Erkenntnisse über Ernährung bei Demenz und liefert zahlreiche weiterführende Literaturhinweise und Informationsquellen.

Um den Erfordernissen der Demenzkranken nachkommen zu können, ist ein Netz von gut ausgebildeten Menschen, Hilfs- und Versorgungseinrichtungen mit den entsprechenden baulichen, technischen und personellen Voraussetzungen erforderlich. Strukturen, Gesetze und dem Stand der Künste entsprechende Lehr- und Lernmittel müssen Orientierung für das Handeln bieten.

Nicht zuletzt muss in einer Gesellschaft das Bewusstsein dafür vorhanden sein, dass alte und kranke Menschen Hilfe und Unterstützung bei der Ernährung benötigen.

Um eine qualitativ hochwertige Ernährungskultur für alte und demenziell kranke Menschen nachhaltig zu etablieren, sind noch etliche Forschungsarbeiten, Verhaltensänderungen und Umstrukturierungen erforderlich. *Ernährung bei Demenz* möchte dafür Hilfestellung bieten und zu Neuerungen anregen und motivieren.

Die Verpflegung und Versorgung alter, besonders jedoch die demenziell erkrankter Menschen stellt eine große Herausforderung nicht nur für Pflegende und Betreuende dar, sondern für eine gesamte Gesellschaft. Nur durch das Zusammenfließen von Erfahrungen, Beobachtungen und Fachwissen unterschiedlicher Menschen und Professionen ist eine nachhaltige Verbesserung der Ernährungskultur für alte und demenziell erkrankte Menschen möglich.

2 Soziokulturelle und psychische Aspekte der Ernährung bei Demenz

Die Ernährung nimmt Einfluss auf fast sämtliche Lebensbereiche. Mahlzeiten spielen eine vielfältige Rolle im gesellschaftlichen Miteinander. Gutes Essen wirkt sich auf unser Wohlbefinden und den Geist aus und regt die Sinne an. Beim gemeinsamen Essen werden soziale Kontakte geknüpft, aufrechterhalten und gefestigt.

Das Kennen und Befolgen von Regeln und Tischsitten stellt Gemeinschaft her. Die Art wie der Tisch gedeckt ist, signalisiert die Bedeutung des Essens und der Zusammenkunft (Sonn- oder Werktag, Fest- und Feiertage). Menschen bezeigen Zuneigung, wenn sie anderen deren Lieblingsgerichte servieren. Mahlzeiten können Heimat bedeuten und Erinnerungen wecken.

Regeln und Traditionen einer Gesellschaft nehmen Einfluss auf die Ernährung und das individuelle Essverhalten. So hat die Rollenverteilung zwischen Mann und Frau deutliche Auswirkungen auf die Ernährung: Wer beschafft die Nahrungsmittel? Wer kocht? Was wird gekocht? Wann wird gegessen?

Gesellschaftliche Regeln und Traditionen sind geprägt durch religiöse Einflüsse, das Arbeitsleben, das Zur-Verfügung-Stehen von Nahrungsmitteln, das Klima sowie Flora und Fauna eines Landes.

Regeln und Traditionen wandeln sich. So hatten gemeinsame Mahlzeiten mit der Familie Mitte des 20. Jahrhunderts noch eine größere Bedeutung als Anfang des 21. Jahrhunderts. Für Menschen, die mit diesen Traditionen aufgewachsen sind, mögen deshalb regelmäßige Mahlzeiten zu festen Zeiten wichtiger sein, als für nachfolgende Generationen.

Jeder Mensch variiert für sich die vorherrschenden Regeln und Traditionen je nach seinen individuellen ökonomischen, physischen und psychischen Umständen und seinen Vorlieben und Abneigungen, die wiederum mit Erfahrungen und Wissen verknüpft sind.

All diese Aspekte nehmen Einfluss auf das Essen und Trinken und bestimmen das *Was*, *Wie* und *Wie viel*, das *Warum*, *Wo* und *Wann* der Ernährung. Sie bestimmen das Essen und Trinken von Gesunden und Kranken, derjenigen, die weitgehend selbst darüber entscheiden können ebenso wie derjenigen, die auf Unterstützung und Hilfe angewiesen sind.

Weil Erfahrungen im Umgang mit dementen Menschen darauf hinweisen, dass die Berücksichtigung soziokultureller und psychischer Faktoren positiven Einfluss auf das Ernährungsverhalten der Betroffenen nimmt (vgl. Rückert, 2005), sollen in diesem Kapitel knapp die wichtigsten Aspekte behandelt werden – jeweils aus der Perspektive des Gesunden und des Kranken.

Zwischen Müssen und Dürfen, Können und Wollen – warum wir (nicht) essen

Der Mensch muss essen und trinken, um sein Leben zu erhalten. Doch nicht immer verhalten sich Menschen einer gesunden Nahrungsaufnahme entsprechend. Sie essen, obwohl sie längst satt sein müssten und sie entwickeln kein Hungergefühl, obwohl sie nicht essen. Das Bewegen zwischen Zwängen und Möglichkeiten der Nahrungsaufnahme wird geprägt von gesellschaftlichen und kulturellen Einflüssen und vom physischen und psychischen Befinden.

Ernährungspsychologen und -soziologen haben sich mit den positiven und negativen Gefühlen beschäftigt, die Essen und Trinken beeinflussen, und eine Vielzahl von Motiven und Ursachen gefunden, die die Ernährungsweise bestimmen. So essen viele Menschen oft allein aus Gewohnheit oder weil es gesellig ist. Andere verzichten aus religiösen Gründen auf bestimmte Speisen oder lassen sich in ihrem Essverhalten durch Schönheitsvorstellungen leiten. Und das Wissen um Mängel in der Nahrungszubereitung und Giftstoffe im Essen führt bei manchen zu einer Umstellung ihrer Ernährung.

Nicht wenigen Menschen helfen Süßigkeiten über unangenehme, frustrierende oder belastende Erlebnisse hinweg. Andere essen aus demselben Grund nichts. Freud und Leid, Wohlbefinden und Niedergeschlagenheit, Erfolgs- und Misserfolgserlebnisse in Familie, Schule und Beruf haben auf das Essverhalten des Einzelnen unterschiedliche Auswirkungen.

Ist man nicht mehr in der Lage, das Essen selbst zuzubereiten oder gar, selbst zu essen, kann das den Appetit hemmen. Möglicherweise hilft einem jemand beim Essen, der den richtigen Rhythmus nicht findet, der zu schnell für einen ist oder dem man zu langsam ist. Möglicherweise signalisiert der Kranke dann früher, dass er satt ist, als sein Körper es möchte. Und möglicherweise entwickelt man, wenn man krank ist und nur unter Schmerzen kauen und schlucken kann, Angst vor dem Essen.

Die Gründe für eine defizitäre Ernährung sind vielfältig und komplex. Unwissenheit oder falsche Informationen und Vorstellungen, Armut oder falsch verstandene Sparsamkeit, Angst oder Freude sind nur einige.

Für Außenstehende ist es nicht immer einfach, die tatsächlichen Gründe für unangemessenes Essverhalten zu erkennen. So kann die Tatsache, dass ein Demenzkranker Nahrung ablehnt, als Nicht-Essen-Wollen interpretiert werden. Tatsächlich isst der Betroffene aber vielleicht deshalb nicht, weil er Schmerzen hat oder weil er in der Umgebung, in der er sich befindet, nicht essen kann.

Um ein möglicherweise gesundheitsschädliches Essverhalten ändern zu können, muss man die Ursachen des veränderten Verhaltens kennen. Gründe für verändertes Essverhalten oder falsche Ernährungsweise alter und dementer Menschen können auch ungünstige Wohnverhältnisse und unzureichende Angebote, Bevormundung und Zwang durch Angehörige oder Pflegende, mangelndes Einfühlungsvermögen von Mahlzeitenhelfern oder unzureichende Qualifikation und Unbedachtheit von Ärzten, Pflegenden und anderen Professionellen sein.

Was wir essen – Nahrungsangebot und -beschaffung

Die Mehrheit der Menschen im Europa des 21. Jahrhunderts beschafft sich Lebensmittel gegen Bezahlung. Selbstversorgung durch Anbau oder Jagd gibt es nur noch selten. Mit dem Wandel der Nahrungsbeschaffung sind Fertigkeiten, die früher das Überleben gesichert haben, verloren gegangen. Stattdessen produziert ein komplexes Wirtschaftsnetz aus Landwirten, Agrarfabriken und Fischereiflotten Nahrungsmittel im Überfluss. Ein System von Handelsorganisationen versorgt uns mit Produkten aus allen Teilen der Welt.

Fertiggericht-Hersteller übernehmen einen großen Teil der Zubereitungsaufgaben. «Essen auf Rädern», Pizza-Taxis, Cafés, Gaststätten, Fast-Food-Anbieter und Caterer bieten die Nahrung verzehrfertig zum Kauf. Dadurch hat sich die Ernährungskultur verändert.

Der Kulturwandel schafft nicht nur faktische Abhängigkeiten, sondern auch psychische. Indem der Mensch die ehemals überlebenswichtigen Fähigkeiten und Fertigkeiten ausübte, erlebte er sich als handlungsfähig. Solche Erfahrungen sind unverzichtbar für das persönliche Selbstbewusstsein, das Wohlbefinden und die Lebensqualität (Bruce et al., 2005:37 f.). Betreuungseinrichtungen für Demenzkranke könnten dieses Wissen für die Therapie nutzen, wie es etwa eine Einrichtung im schottischen Städtchen Falkirk getan hat. Möchte ein Bewohner dort angeln gehen, weil er das früher schon gern gemacht hat, dann wird er von Mitarbeitern begleitet und unterstützt (Rückert, 2005).

Gemeinschaft herstellen und Selbstbestätigung verschaffen – Gemeinsam kochen

Manche Menschen lieben es, für die Familie zu kochen, Freunde zum Essen einzuladen und für sie oder mit ihnen Mahlzeiten zuzubereiten. Andere kochen eher ungern oder gar nicht. Auch unter den demenziell Erkrankten gibt es leidenschaftliche Köche. Ihnen kann man durch die Übernahme von (Teil-)Aufgaben der Mahlzeitenzubereitung mehr Selbstbestätigung und Wohlbefinden verschaffen (Kap. 3.6).

In vielen Hausgemeinschaften kochen Demenzkranke unter Anleitung. Den Kranken tut es gut, für andere etwas machen zu können. Allerdings gilt es vorab herauszufinden, wer zu den Kochbegeisterten gehört. Bislang ist wenig dazu bekannt, welchen Einfluss das Fortschreiten der Erkrankung auf die Lieblingstätigkeiten der Demenzkranken nimmt. Fest steht jedoch, dass bei Demenzkranken das handlungsorientierte Gedächtnis am längsten erhalten bleibt und früher erlernte Abläufe wie Kartoffeln schälen oder Teig rühren lange abgerufen werden können. Man muss jedoch durch Ausprobieren und sorgfältige Beobachtung herausfinden, welche Tätigkeiten demenziell erkrankte Menschen weiterhin gerne verrichten. Manchen Erkrankten bereitet es schon Freude, beim Kochen dabei sein und zuschauen zu können.

Wie bei allen Tätigkeiten gilt auch für das gemeinsame Kochen, Überforderung, Stress sowie Selbst- und Fremd-Gefährdungen zu vermeiden. Ehrenamtliche Helferinnen und Helfer können Demenzkranke bei ihren Tätigkeiten begleiten und unterstützen.

Das gemeinsame Kochen erfordert von allen Beteiligten höchste Konzentration und von den Gesunden ein hohes Organisations- und Kommunikationsgeschick und sensibles Verhalten. Wird etwa eine angebotene Speise abgelehnt, so erleben die Kranken das als Kränkung und Zurückweisung ihrer Person.

Die Caritas-Betriebsträger-Gesellschaft (CBT) der Diözese Köln hat umfangreiche Erfahrungen mit Kochtreffen für Demenzkranke gesammelt. Sie konnte in den letzten Jahren mehrere Wohnbereiche in Hausgemeinschaften umwandeln und hier das gemeinsame Kochen als einen wichtigen Teil des Lebens integrieren. Die CBT weist allerdings darauf hin, dass nicht jeder Erkrankte für das gemeinsame Kochen geeignet sei.

Gemeinschaft herstellen und das Selbstvertrauen stärken – Gemeinsam essen

Mit anderen Essen zu gehen, bedeutet nicht nur, seinen Hunger in Gesellschaft zu stillen, sondern ebenso, Kontakte herzustellen und zu pflegen, sich in vertrauter Umgebung mit lieben Menschen wohl zu fühlen und Abwechslung zu erleben. Manche Menschen gehen fast täglich auswärts essen, für andere ist es ein besonderes und seltenes Ereignis.

Insbesondere Menschen im Frühstadium einer demenziellen Erkrankung kann das Essen mit anderen Freude bereiten und Erinnerungen wecken, Vertrauen schaffen und damit Sicherheit bieten und das Selbstvertrauen stärken.

Menschen mit Demenz sind den Milieubedingungen und wechselnden Anforderungen stärker ausgeliefert als gesunde Personen. Das gemeinsame Essen darf sie auf keinen Fall überfordern. Sie dürfen nicht in Situationen versetzt werden, die sie nicht mehr allein bewältigen können (z. B. das Menü selbst auswählen, Geschirr handhaben). Ein solches Erlebnis würde sie verunsichern. Um das zu verhindern, kann man in einfachere Lokale gehen, in denen weniger auf Etikette geachtet wird, oder Märkte und Volksfeste besuchen. Allerdings sind dabei die früheren Gewohnheiten der Kranken zu berücksichtigen. Sind sie gute Restaurants gewohnt, sollte man hier nach geschützten Tischen fragen.

Auch das besonders gestaltete Essen in der vertrauten Wohn- und Lebensumgebung hat positive Auswirkungen auf Demenzkranke. Selbst wenn öffentliche Restaurants nicht mehr besucht werden können, sollte das Essen in Gemeinschaft nicht vernachlässigt werden. Essen und Trinken und die damit verbundenen Rituale sind wichtige tages- und wochenstrukturierende Ereignisse, von denen für die Alltagsgestaltung (zum Beispiel in Altenhilfeeinrichtungen) aktivierende und gemeinschaftsförderliche Impulse ausgehen. Speziell in Altenhilfeeinrichtungen integrierte Restaurants, die sowohl von Bewohnern und Angehörigen als auch von Gruppen und Gästen aus der Nachbarschaft aufgesucht werden können, bieten den Erkrankten weiterhin die Möglichkeit sozialer Kontakte.

Essen und Trinken mit fremder Hilfe – die Begegnung zweier Menschen

Während man sich als Gesunder meist aussuchen kann, in wessen Gesellschaft man essen möchte und sich auch gegen eine Gesellschaft oder Örtlichkeit entscheiden kann, haben Demenzkranke ab einem bestimmten Stadium der Erkrankung nicht mehr diese Möglichkeiten. Sie sind den äußeren Einflüssen in weitaus stärkerem Maße als Gesunde ausgesetzt. Und sie sind nicht nur der Gesellschaft des helfenden Menschen ‹ausgeliefert›, sie sind auch auf seine Hilfe angewiesen.

Sie essen nicht mit diesem anderen Menschen, sondern er unterstützt und beobachtet sie beim Essen.

Möglicherweise begegnen sich in dieser Situation zwei Menschen, die sich kaum kennen. Vielleicht kennen sie sich auch gut, mögen sich aber nicht – die Art der Beziehung und der Grad des Vertrauens wird sich ebenso wie die Umgebungssituation und das Essen selbst auf die Nahrungsaufnahme auswirken.

Die Unterstützung beim Essen und Trinken erfordert meist sehr viel Zeit und verlangt von der helfenden Person ein hohes Maß an Einfühlungsvermögen und besondere Kommunikationsfähigkeiten. Sie muss sich bemühen, ihr helfendes Handeln dem Rhythmus und Tempo des Erkrankten anzupassen und soweit als möglich die sie umgebenden Faktoren positiv für den Kranken beeinflussen.

Eine vertraute und angenehme Umgebung fördert den Appetit

Essen in vertrauter und angenehmer Gesellschaft fördert das Wohlbefinden und mitunter auch den Appetit. Aus dieser Perspektive müssen Essumgebung, Essenszeiten, Geschirr und Speisen und das Verhalten des Personals an die besonderen Bedürfnisse der Demenzkranken angepasst sein (Kap. 10). Die Befindlichkeiten und die Qualitätsurteile der Betroffenen müssen berücksichtigt werden. Mit Hilfe des Dementia-Care-Mapping-Verfahrens (DCM) erhält man (u. a.) Erkenntnisse über Verhalten und Wohlbefinden von Menschen mit Demenz in bestimmten Essenssituationen im öffentlichen Raum (Radzey, 2005). Auf Basis dieser Erkenntnisse können Essenssituationen für Demenzkranke positiv gestaltet werden.

Soziale Netzwerke zur Sicherstellung der Ernährung und des Wohlbefindens

Die Begegnung von Menschen ist eng verbunden mit dem Essen und Trinken. Das eine sichert das andere. Menschen knüpfen soziale Netzwerke mit der Nahrungsbeschaffung und -zubereitung und beim Essen. Sie begegnen sich beim Einkaufen und beim Essen. Sie reden mit anderen darüber, was sie gegessen haben und was sie kochen wollen. Nachbarn bringen selbstgebackenen Kuchen oder Freunde eine Tüte Äpfel. Die Geschenke signalisieren Verbundenheit. Diese Verbundenheit und die sozialen Netzwerke sind für Menschen ebenso wichtig wie das Essen selbst – in Gesundheit und in Krankheit. Familienmitglieder, Freunde und Nachbarn tragen durch ihre Hilfe und Unterstützung erheblich zum Wohlbefinden bei und sichern die Lebensqualität besonders für Menschen mit eingeschränkter Alltagskompetenz.

3 Altersbedingte körperliche Veränderungen und ihr Einfluss auf das Essen und Trinken von Demenzkranken

Je älter der Mensch wird, umso deutlicher spürt er, dass er einen Körper hat. In jungen Jahren ist jede Bewegung selbstverständlich. Man denkt nicht darüber nach, welches Gelenk beim Griff nach der Zuckerdose beansprucht wird. Erst wenn dieses Gelenk schmerzt, wird es bewusst. Der Körper verändert sich.

Zu den gravierendsten Begleiterscheinungen des Alterns zählt die Abnahme der stoffwechselaktiven Muskelmasse – die Kraft lässt nach. Die Abnahme der Skelettmuskulatur beeinträchtigt die Knochendichte und die Funktionsfähigkeit der Gelenke. Das Sturz- und Frakturrisiko ist erhöht. Auch die Feinmotorik verändert sich. Greifen und Halten sind erschwert; Besteck kann unter Umständen nicht mehr gefasst und zum Mund geführt, Tassen können nicht mehr gehalten werden.

Die Sinnesorgane arbeiten anders als früher. So kann das Temperaturempfinden gestört sein, der Geschmack verändert sich, Tast-, Seh-, Hör-, Schmeck- und Riechfähigkeit lassen nach.

Das Durstgefühl verringert sich und der Körper signalisiert nicht mehr die zu geringe Flüssigkeitsaufnahme. Veränderungen im Magen-Darm-Trakt können zu gestörter Nahrungsverwertung führen.

Diese Veränderungen des Körpers sind normal. Beim einen treten sie deutlicher zutage, beim anderen weniger. Orientierte Menschen können die Einschränkungen teilweise kompensieren. Sie akzeptieren sie und tragen Brillen und Hörgeräte. Sie erkennen Nahrungsmittel und erwarten über das Sehen eines Lebensmittels oder eines Getränks einen Geschmack, den sie trotz einer Reduzierung der Riech- und Geschmackszellen aufgrund ihrer Erinnerungsfähigkeit wahrnehmen können. Demenziell erkrankte Menschen reagieren auf die altersbedingten Veränderungen anders, was ein besonderes Verhalten der Betreuer nötig macht.

In diesem Kapitel stehen die normalen (physiologischen) Veränderungen des menschlichen Körpers im Vordergrund, die das Ernährungsverhalten im Alter beeinflussen. Es wird beschrieben, welche Auswirkungen diese Veränderungen auf die Ernährung von Demenzkranken nehmen können. Wie sich der Appetit, das Hunger- und Durstgefühl sowie Energie- und Nährstoffbedarf der Kranken verändern und welche Konsequenzen sich daraus ergeben. Ausführlich behandelt werden die Veränderungen von Mund und Zähnen und des Bewegungsapparates.

Ein unangemessener Umgang mit diesen physiologischen Veränderungen kann krankhafte Veränderungen zur Folge haben. Die Möglichkeiten, das zu verhindern und so einer Fehl- oder Mangelernährung (Kap. 4) vorzubeugen, werden in diesem und den folgenden Kapiteln dargestellt.

3.1 Nachlassende Sinnesfähigkeiten und Appetitverlust

Während gesunde Menschen ihre nachlassenden Sinnesfähigkeiten verstehen und kompensieren, können Demenzkranke nicht damit umgehen. Sie lehnen ihre Brille ab, weil sie diese als störend empfinden. Die Seheinschränkung wird nicht kompensiert, die Kranken erkennen Nahrungsmittel nicht als solche oder verkennen das, was vor ihnen ist (Geschirr-Dekor wird z. B. als Schmutz interpretiert) und essen nichts. Dies sind ausschließlich Folgen der nachlassenden Sehfähigkeit und bedeuten (noch) keine Fehldeutung der vom Auge ans Gehirn weitergeleiteten Reize.

Der Geruchssinn unterstützt das Erkennen und Schmecken von Nahrung. Bei demenziell erkrankten Menschen ist das Geruchsempfinden oft schon sehr früh gestört und kann im Verlauf der Erkrankung ganz schwinden. Dieser Verlust kann sich nicht nur gravierend auf den Ernährungszustand auswirken, sondern ist auch ein Verlust an Lebensqualität: Die Betroffenen sehen Speisen, die ihnen vertraut sind, können sie aber nicht riechen und schmecken. Bekanntes wird fremd durch den Verlust der Sinne.

Auch die nachlassende Hörfähigkeit kann auf das Essen und Trinken Einfluss nehmen, etwa wenn Essen angeboten, nach Wünschen gefragt oder etwas erklärt wird. Werden Hörgeräte nicht akzeptiert, wird das Gesprochene nicht aufgenommen oder falsch gedeutet. Auch hierbei handelt es sich in erster Linie um Auswirkungen der Einschränkung des Gehörs und nicht um Fehler bei der Dekodierung der Reize.

Schwerhörige demenziell erkrankte Menschen reagieren auf Mitarbeiter, die sie verbal erreichen wollen, mitunter ungehalten und ablehnend. Dies mag auch damit zusammenhängen, dass die Mitarbeiter die Betroffenen mit lauter Stimme anreden. Je lauter und höher die Stimme jedoch wird, desto schwieriger ist es für die Betroffenen, das Gesagte zu verstehen. Zudem verändert sich die Mimik des Sprechers. Der Angesprochene hat das Gefühl, er werde angeschrien und reagiert entsprechend ablehnend, ungehalten oder wütend. Viele Verhaltensweisen älterer Menschen, die als Symptome einer Demenz gedeutet werden, haben wahrscheinlich ihren Ursprung in der Schwerhörigkeit und deren Folgen. (Richter, 2005)

Auch das gestörte Temperaturempfinden hat Auswirkungen: Kann der orientierte Mensch sich erklären, warum die Tasse oder das Glas sich warm oder kalt anfühlen, ist dies dem demenziell Erkrankten nicht möglich. Er wird die Tasse wieder abstellen und nicht aus ihr trinken.

Wenn der Appetit vergeht

Dass Demenzkranke oft ihren Appetit verlieren, hat viele, meist eng miteinander verknüpfte Ursachen. Hunger, Sättigung und Durst, Sehen, Hören, Riechen und Schmecken – all diese Wahrnehmungen, die die Nahrungsaufnahme entscheidend beeinflussen, die Genuss und Wohlbefinden bei den Mahlzeiten vermitteln, verlieren mit zunehmendem Alter häufig an Intensität.

Um Hunger verspüren zu können, müssen die Komponenten Hungergefühl, Appetit und Nahrungsbedürfnis zusammenspielen. Signalisiert das Gehirn dem Körper kein Nahrungsbedürfnis, entwickelt sich kein Hungergefühl und der Mensch isst nicht.

Das Wechselspiel zwischen Hunger- und Sättigungsgefühl wird auch beeinflusst durch Speichelmenge und -konsistenz. Die Speichelkonsistenz verändert sich im Alter und die Speichelflüssigkeit wird weniger. Dadurch können Nahrung und Speichel nur unzureichend durchmischt werden, der Nahrungsbrei wird länger gekaut und das Sättigungsgefühl setzt ein, bevor die erforderliche Menge gegessen wurde. Zudem verringern sich im Alter die insulinsensiblen Rezeptoren der Zellen und der Blutzuckerspiegel sinkt nicht mehr so rasch wie bei jüngeren Menschen. Dadurch entwickelt sich das Hungergefühl weniger schnell.

Auch wenn der Körper noch ein Nahrungsbedürfnis signalisiert, sind Demenzkranke meist nicht mehr im Stande, diese Signale wahrzunehmen. Sie wissen oft nicht, ob sie schon gegessen oder getrunken haben. Sie sind nicht mehr fähig zu sagen, was sie gerne essen würden oder warum sie bestimmte Speisen ablehnen. Wird Hunger verspürt, kann das Gefühl nicht eindeutig benannt werden, sondern es breitet sich ein allgemeines Unwohlsein aus, das in Verhaltensweisen mündet, die von den Pflegenden gedeutet werden müssen.

Bis heute sind die beschriebenen Ursache-Wirkungszusammenhänge der nachlassenden Fähigkeit zu schmecken und des verminderten Appetits nicht vollständig geklärt. Forschungsergebnisse deuten aber darauf hin, dass es diese Zusammenhänge gibt (vgl. Micas, 2001).

Angenehme Sinnesreize verstärken. Damit das Essen wieder schmeckt, ist es jeden Versuch wert, Sinnesreize, die als angenehm empfunden werden, zu verstärken.[2] Flüssigere Speisen sind beispielsweise geschmacksintensiver als trockene und ersetzen bis zu einem gewissen Grad die verminderte Speichelflüssigkeit.

Viele Demenzkranke entwickeln eine Vorliebe für sehr süße Speisen, vermutlich weil die Wahrnehmung für «süß» meist gut erhalten bleibt. Sie bevorzugen weiches Brot, Pudding, weich gekochte Speisen, essen gern fettreich, vielleicht weil Fett den Geschmack verstärkt, wenig bis kein Fleisch und kaum Schnittkäse. Speisen mit überwiegend sauren und bitteren Geschmackskomponenten wie Vollkornprodukte, Gemüse, Obst, Säfte oder Kräuter werden oft immer weniger verzehrt.

Störungen des Appetitverlusts abklären. Schmerzen (Kap. 4.2), chronische Erkrankungen, Malignome oder schwere psychische Belastungen können ebenfalls den Appetit mindern und zu einer Mangelernährung führen. Eine entsprechende Abklärung (auch des Zahn- bzw. Mundstatus, vgl. Kap. 3.5) durch den Hausarzt ist erforderlich.

3.2 Altersbedingte Veränderungen des Verdauungstraktes

Betroffen von den Veränderungen im Alter ist auch der gesamte Verdauungstrakt. Angefangen von Veränderungen im Mund (Kap. 3.5) sind Magen, Leber, Galle, Bauchspeicheldrüse und Darm in ihrer Funktion eingeschränkt. Es stehen weniger Enzyme zur Verfügung, um die Nahrung aufzuspalten. Dadurch kann der Körper nicht alle angebotenen Nährstoffe, Vitamine und Mineralstoffe aufnehmen. Die Produktion von Gallenflüssigkeit sinkt, wodurch die Fettverdauung gestört ist. Eine Folge davon kann dünnflüssiger Stuhlgang sein.

Diese allgemeinen Veränderungen sind erst dann für demenziell erkrankte Menschen von Bedeutung, wenn sie Auswirkungen haben und zu Schmerzen, Völlegefühl, Blähungen, Durchfällen, Verstopfung oder Veränderungen an der Mundschleimhaut führen. Die Betroffenen sind mit dieser Situation überfordert, weil sie sich ihr Unwohlsein nicht erklären können.

---

2 Tipps und Hinweise zur Anregung des Appetits finden Sie in Kapitel 6.4 und bei Crawley (2005).

3.3 Flüssigkeitsbedarf

Zur Abschätzung des Flüssigkeitsbedarfs wurden verschiedene Berechnungsformeln entwickelt (MDS, 2003:126). Unabhängig von Alter oder Krankheit wird für alle Menschen eine tägliche Flüssigkeitsaufnahme von anderthalb bis zwei Litern empfohlen. In der Praxis bereitet dies älteren Menschen oft große Probleme, weil ihr Durstempfinden abgeschwächt ist. Auch die Angst vieler Senioren vor nächtlichen Toilettengängen, die Sorge, anderen «zur Last zu fallen» oder die Angewohnheit, während des Essens nichts zu trinken, stellen Trinkhemmnisse dar. So trinken ältere Menschen oft zu wenig.

Der Körper versucht den Flüssigkeitsmangel zu kompensieren, indem das Gehirn den Nieren die Information gibt, mehr Wasser zu resorbieren. Dies führt zu konzentriertem Urin und unter Umständen auch zu Hautveränderungen. Reicht die resorbierte Menge nicht aus, wird dem Gewebe Flüssigkeit entzogen.

An heißen Tagen, in überhitzten und schlecht gelüfteten Räumen, bei Fieber, Durchfall, Erbrechen, durch die Einnahme von Wassertabletten (Diuretika) oder Abführmitteln kann es innerhalb kurzer Zeit zu hohen Flüssigkeits- und Salzverlusten kommen. Der Körper ist nicht mehr wie in jüngeren Jahren in der Lage, den Flüssigkeitsmangel durch eine angemessene Zufuhr rasch wieder auszugleichen. Kopfschmerzen, schmerzhafte Blasenentzündungen, Orientierungsstörungen, Verwirrtheitszustände und aggressive Verhaltensweisen, Schwindel, Apathie bis hin zu Bewusstlosigkeit, in schweren Fällen Nieren- und Kreislaufversagen können in relativ kurzer Zeit die Folgen sein. Werden die ersten Anzeichen nicht erkannt, kann der Betroffene schnell in den Zustand der Dehydratation (Austrocknung) gelangen.

Nimmt die Körperflüssigkeit ab, ändert sich auch die Wirkung vieler Medikamente. Damit es erst gar nicht so weit kommt, sollten ältere Menschen immer wieder zum Trinken ermuntert werden. Die empfohlene Flüssigkeitsmenge darf jedoch nicht unkritisch übernommen werden. Individuelle Bedürfnisse sind zu berücksichtigen. Der Flüssigkeitsbedarf älterer Menschen ist sehr unterschiedlich. Zu viel Flüssigkeit kann etwa bei eingeschränkter Nierenleistung oder Herzerkrankungen genauso schädigend sein wie zu wenig Flüssigkeit. Auch ist nicht jedes Getränk geeignet. (Wojnar, 2006:13 f.).

Empfehlungen zur Sicherung ausreichender Flüssigkeitszufuhr

- **Flüssigkeitsmangel frühzeitig erkennen.** Entscheidender als ein starres Befolgen allgemeiner Empfehlungen ist, Anzeichen eines Flüssigkeitsmangels aufmerksam zu beobachten und rechtzeitig gemeinsam mit dem Arzt abzuklären.

Anzeichen sind z. B.: plötzlicher Gewichtsverlust, eine trockene Zunge, ausgetrocknete Mundschleimhäute und Achselhöhlen, längliche Zungenfurchen, eingefallene Augen, niedriger Blutdruck, erhöhte Pulsfrequenz, geringe Mengen und stark konzentrierter Urin, Verwirrtheit, Sprachstörungen. Eine geringe Spannung der Haut ist dagegen nicht aussagekräftig. (Wojnar, 2006:39)

- **Persönliche Vorlieben berücksichtigen.** Die Getränkeauswahl sollte sich an den persönlichen Vorlieben orientieren. Dabei spielen nicht nur Geschmack und Aussehen (Farbe) eine Rolle, oft entscheiden auch Konsistenz, Temperatur oder das Trinkgefäß darüber, ob getrunken wird oder nicht (Kap. 10).

- **Trinkplan und Trinkprotokoll.** Zur Sicherstellung der erforderlichen Trinkmenge und ihrer Verteilung über den Tag kann ein Trinkplan hilfreich sein (Volkert, 1997:286). Ein Trinkprotokoll gibt Auskunft darüber, wie viel tatsächlich getrunken wurde (MDS, 2003:118). Das Bereitstellen der abgemessenen Tagesmenge (z. B. Mineralwasser, ungesüßte Früchte- oder Kräutertees) erleichtert die Flüssigkeitsbilanzierung.

- **Genussmittel ermöglichen.** In moderaten Mengen sollten auch Genussmittel, vorausgesetzt sie werden vertragen, angeboten werden. Frisch gebrühter Kaffee, ein Gläschen Wein oder Bier oder ein Aperitif vor dem Essen – das sind Gewohnheiten, die oft ein Leben lang gepflegt wurden, gerne beibehalten werden und Wohlbefinden bedeuten. Kaffee in Maßen kann in der Flüssigkeitsbilanz in aller Regel so wie jedes andere Getränk berechnet werden (DGE, 2004b).

(Vgl. auch Kap. 9.: Das Trink-Förder-Konzept des Alzheimer Tageszentrums in Wetzlar.)

3.4 Energie- und Nährstoffbedarf

Die Veränderungen des Nährstoff- und Kalorienbedarfs sind eine Folge der gesamten Veränderungen im Körper. Der Kalorien- und Nährstoffbedarf älterer Menschen ist mitunter großen Veränderungen unterworfen und bisher nur unzureichend untersucht. Selbst in den DACH-Referenzwerten[3] für die Nährstoffzufuhr (DGE, 2000) endet die Einteilung der Empfehlungen bei dem Lebensabschnitt «65 Jahre und älter». Ältere Menschen sind jedoch eine sehr heterogene

---

3 Die DACH-Referenzwerte enthalten Empfehlungen, Richt- und Schätzwerte zur Nährstoffzufuhr, die von Deutschland, Österreich und der Schweiz gemeinsam erarbeitet wurden.

Gruppe. Es gibt eine Vielzahl rüstiger, aktiver Hochbetagter und es gibt jüngere Senioren, die sehr gebrechlich sind und an mehreren Krankheiten (Multimorbidität) leiden. Physiologische Veränderungen im Alternsprozess und zunehmende Krankheiten machen es schwer, allgemeingültige Zufuhrempfehlungen auszusprechen. Richtlinien sind daher als grobe Orientierungswerte zu verstehen. Entscheidend für den individuellen Bedarf sind der persönliche Lebensstil und der Gesundheitszustand des älteren Menschen.

Bei immobilen Menschen und bei reduzierter körperlicher Aktivität sinkt der Kalorienbedarf, weil weniger Kalorien verbrannt werden. Als weitere Folge von Bewegungsmangel kommt es zum Absinken des Grundumsatzes.

Der Kalorienbedarf älterer und demenzkranker Menschen

Die Richtwerte für die tägliche Energiezufuhr gesunder über 65-jähriger Personen mit mittlerer Aktivität liegen für Männer bei 2300 und für Frauen bei 1800 Kilokalorien. (Volkert, 2004:191) Bei Menschen, die stark in ihrer Bewegungsmöglichkeit eingeschränkt oder bettlägerig sind, kann der Energiebedarf nahe am Grundumsatz bei ca. 1170 Kilokalorien liegen. In der Gemeinschaftsverpflegung von Senioren wird ein Energieverbrauch von durchschnittlich 1800 Kilokalorien zugrunde gelegt (aid/DGE, 2003:II-2).

Der Energiebedarf demenzkranker Menschen ist sehr unterschiedlich. Bei vielen ist der Kalorienbedarf auf Grund eines gesteigerten Bewegungsdrangs zum Teil extrem erhöht. Ihr Energieverbrauch kann dann Dimensionen erreichen, die dem eines Leistungssportlers in nichts nachstehen. Bei sehr mobilen Personen kann er bis über 4000 Kilokalorien in 24 Stunden ansteigen. Diese Menge kann über die ohnehin bei den meisten sehr eingeschränkte normale Ernährung kaum aufgenommen werden. Altenhilfeeinrichtungen sind gefragt, Lösungen zur Deckung des Mehrbedarfs zu finden (Kap. 10.2).

Andere Demenzkranke schlafen mehr und verbrauchen im Verhältnis zu Gesunden weniger Energie für körperliche Aktivitäten. So wurde etwa bei demenzkranken Heimbewohnern in einem fortgeschrittenen Stadium ein niedrigerer Gesamtenergiebedarf festgestellt als bei nicht-dementen älteren Menschen (Spamer, 2005).

Für eine ausreichende Vitamin- und Mineralstoffversorgung sorgen

Wenn weniger Energie benötigt wird, scheint es vernünftig zu sein, dass ältere Menschen, wie häufig beobachtet, weniger essen. Problematisch ist dabei, dass der Bedarf an Mineralstoffen, Spurenelementen und Vitaminen weitgehend unverändert bleibt oder sogar zunimmt. Zu den kritischen Substanzen, deren Bedarf selbst bei gesunden älteren Menschen oft unzureichend gedeckt ist, zählen Calcium, Vitamin D, Folsäure und Vitamin B12. (DGE, 2004a:65–66)

Mit einer ausreichenden Calcium- und Vitamin-D-Versorgung kann selbst noch im hohen Alter das Voranschreiten einer Osteoporose verzögert werden. Ohne Milch und Milchprodukte ist eine ausreichende Calciumzufuhr nur schwer zu erreichen. Ein hoher Obst- und Gemüseverzehr und calciumreiche Mineralwässer oder angereicherte Säfte leisten jedoch einen wichtigen Beitrag zur Calciumversorgung. Zur Bedarfsdeckung wird für über 65-jährige Personen eine Calciumaufnahme von 1000 mg/Tag empfohlen.

Die Richtwerte für die tägliche Vitamin-D-Zufuhr wurden von 5ug auf 10ug angehoben (aid/DGE, 2003:I-13).

Die Eigensynthese von Vitamin D durch UV-Licht ist im Alter herabgesetzt. Neben einer besseren Versorgung über die Nahrung (z. B. fetter Seefisch) sollte daher auch für regelmäßige Bewegung im Freien gesorgt werden. Körperliche Aktivität kurbelt den Knochenstoffwechsel zusätzlich an und fördert den Appetit. Allerdings ist dies bei zunehmend immobilen oder gar bettlägerigen Menschen schwer oder gar nicht zu realisieren. Die empfohlene Vitamin D- und Calciumversorgung kann dann unter Umständen nur durch gezielte Nahrungszusätze oder Vitamin- und Mineralstoffpräparate gewährleistet werden.

Im Alter ändert sich häufig die Funktionsfähigkeit des Magens. Eine Reduzierung der Magenschleimhaut, eine chronische Magenschleimhautentzündung und eine verminderte Magensäuresekretion können die Aufnahme von Calcium, Eisen und Vitamin B12 in den Organismus beeinträchtigen (Volkert, 2004).

Ein Vitamin-B12-Mangel ist in Deutschland der am häufigsten zu therapierende Vitaminmangel und oft mit einem Krankenhausaufenthalt verbunden (aid/DGE, 2003:I-14). Die Blutbildung ist gestört, schmerzhafte Veränderungen und Funktionsstörungen im Nervensystem sind ebenfalls möglich. Vitamin-B12-Mangel führt zu einer perniziösen Anämie, die unbehandelt tödlich verlaufen kann.

Auch die Zufuhr von Folat (Folat oder Folsäure ist ein Vitamin, das zum Vitamin-B-Komplex gehört) ist häufig nicht zufriedenstellend. Verluste bei der Zubereitung (Weichkochen, lange Stand- oder Warmhaltezeiten vor allem von Gemüse) sind oft erheblich und sollten vermieden werden. Zur Verbesserung der allgemeinen Versorgung wird empfohlen, mehr Gemüse, Hülsenfrüchte und Vollkorngetreide in den Speiseplan aufzunehmen.

Folsäure- und Vitamin-B12-Mangel werden für geistige Einbußen mitverantwortlich gemacht (Volkert, 1997:225). Gedächtnisverluste treten auf, können jedoch nach Behebung des Mangels reversibel sein. Ob die geistige Leistungsfähigkeit durch eine gezielte Supplementierung zumindest bei beginnender Demenz wieder verbessert werden kann, ist zurzeit noch nicht hinreichend geklärt.

(Weiterführende Informationen über Mineralstoffe und Spurenelemente, Besonderheiten im Alter sowie Zufuhrempfehlungen und Hinweise zur Bedarfsdeckung in MDS, 2003:102–110).

Zusatzpräparate nicht unkontrolliert geben. Nährstoff- oder Multivitamin- und Mineralstoffpräparate sollten nicht unkontrolliert verabreicht werden. Zum Ausgleich spezifischer Nährstoffdefizite sollte eine Supplementierung gezielt, entsprechend der individuellen Versorgungssituation und in Abstimmung mit dem Arzt durchgeführt werden.

3.5 Veränderungen von Mund und Zähnen

Die altersbedingten Veränderungen im Mundraum nehmen großen Einfluss auf die Nahrungsaufnahme und können, wird nicht entsprechend auf sie reagiert, Mangelernährung begünstigen, zu krankhaften Veränderungen im Mund und letztlich zu Krankheiten führen. Die für Demenzkranke verantwortlichen betreuenden Personen müssen deshalb um die physiologischen Veränderungen von Mund und Zähnen im Alter wissen, sie müssen sie von krankhaften unterscheiden können und Möglichkeiten der Mundpflege kennen.

Altersbedingte Veränderungen im Mund und ihr Einfluss auf die Ernährung

Mit zunehmendem Alter wird die Kaufunktion durch Schwächung der Kaumuskulatur und durch den Verlust der Zähne eingeschränkt (Locker, 2002). Ältere Menschen haben deshalb weniger Kraft, Nahrungsmittel zu zerkleinern und zu kauen. Außerdem lässt die Speichelbildung nach, die Speichelzusammensetzung ändert sich, der Speichel wird zäh und der Mund trockener. Der Geschmack ändert sich, weil die Geschmacksknospen im Laufe der Jahre weniger werden. (Jenkins, 2006:28)

Durch die nachlassenden Kräfte und die Veränderungen von Schleimhaut und Speichel ist nicht nur die Fähigkeit, die Nahrung zu zerkleinern und zu durchmischen, sondern auch der Weitertransport des Nahrungsbreis zur Speiseröhre erschwert. Weil die Bewegungen der Zunge nicht mehr kontrolliert werden können und die Zungenmuskulatur geschwächt ist, können die Speisen auch nicht mehr geformt werden.

Empfehlung. Durch Vorbeugen des Kopfes, durch Anreichen von breiiger Nahrung oder angedickten Flüssigkeiten kann diese Störung teilweise kompensiert werden (Prosiegel, 2002).

Krankhafte Veränderungen im Mund und ihr Einfluss auf die Ernährung

Sanierungsbedürftige Zähne oder Zahnstümpfe, Zahnlosigkeit und fehlerhafte oder schlecht sitzende Prothesen sind oft sehr schmerzhaft und bereiten Probleme beim Kauen. Darüber hinaus verursachen nicht gut angepasste Gebisse häufig sehr schmerzhafte Druckstellen und Schleimhautdefekte. Das alles kann dazu führen, dass die Betroffenen gar nicht mehr essen und trinken möchten oder Speisen auswählen, die sie kaum oder gar nicht kauen müssen. Diese einseitige Ernährung (Fehl- oder Mangelernährung) kann zu Krankheiten führen. (Tipps zur Kostumstellung bei Veränderungen im Mund finden Sie in Kap. 10.)

Mundschäden und -veränderungen können auch auf andere Störungen hinweisen. Deshalb ist es wichtig, altersbedingte normale von krankhaften Veränderungen unterscheiden zu können und die verschiedenen möglichen Ursachen für Veränderungen zu kennen. So können Veränderungen der Mundschleimhaut und/oder Einrisse der Mundwinkel Anzeichen für eine Mangelernährung sein (z. B. einen Eisenmangel; vgl. Abschnitt zum Vitaminmangel). Das Öffnen des Mundes ist meist so schmerzhaft, dass die Betroffenen den Mund fest schließen. Auch der Säuregehalt mancher Nahrungsmittel kann bei den genannten Schädigungen im Mund Schmerzen verursachen und ebenfalls dazu führen, dass nichts mehr gegessen und getrunken wird.

Mundtrockenheit, Mundschleimhautdefekte und Entzündungen im Rachenraum stellen ein häufiges Pflegeproblem dar.

Für die Mundtrockenheit ist nicht allein die mangelnde Flüssigkeitsaufnahme verantwortlich. Es gibt eine Vielzahl anderer Ursachen, nach denen gezielt gesucht werden muss: Eine verminderte Speichelsekretion oder starke Verdunstung des Speichels durch Mundatmung, Schwäche, Fieber, Infektionen, Medikamente oder auch Angst und Depressionen können die Ursache von Mundtrockenheit sein.

Krankhafte Veränderungen im Mund verhindern – Mundpflege bei Demenzkranken

Die Mundpflege von älteren demenzkranken Menschen ist wichtig,

- um Erkrankungen (z. B. Infektionskrankheiten wie eine Lungenentzündung) zu verhindern
- um weiteren Mundschädigungen (z. B. Karies, Parodontitis, Soor) entgegenzuwirken, die bei dementen Menschen schwer zu behandeln sind
- zur Förderung des Appetits.

Mangelnde Mundhygiene kann zur Appetitlosigkeit führen bzw. den ohnehin schon geringen Appetit noch mehr schwächen. Im Mund oder unter den Zahnprothesen befindliche Speiserückstände werden zersetzt und erzeugen einen unangenehmen Geschmack.

Mund und Zähne regelmäßig kontrollieren und reinigen. Echte Zähne sollten möglichst vom Demenzkranken selbst mit einer Zahnbürste geputzt werden (Bayerisches Staatsministerium für Arbeit und Sozialordnung, Familie und Frauen, 2006:21). Trägt der Kranke Zahnersatz, muss beobachtet werden, wie er damit zurechtkommt. Prothesen und Mundschleimhaut müssen regelmäßig gereinigt, Gebisse regelmäßig getragen werden. Der Mundzustand muss regelmäßig auf Entzündungen, Geschwüre oder andere krankhafte Veränderungen kontrolliert werden.

Mundpflege an individuellen Bedürfnissen orientieren. Eine sorgfältig und regelmäßig durchgeführte Mundpflege muss in dem Bewusstsein geschehen, dass Lippen und Mund zu den intimen und wahrnehmungsstärksten Zonen unseres Körpers gehören. Jede Maßnahme muss sich an den Vorlieben des Pflegebedürftigen orientieren. Alltägliche Lebensmittel und Getränke werden zur Mundpflege oft besser angenommen als medizinische Produkte.

Für die Mundpflege können Erfahrungen aus der Pflege von Sterbenden genutzt werden.[4]

---

4 Vgl. z. B. das Curriculum Palliativpflege nach Martina Kern, Pflegerische Leitung am Malteser Krankenhaus Bonn-Hardtberg; hier findet man Hinweise zur «Mundpflege bei Mundtrockenheit»: http://hospiz-bw.de/artikel/palliative_care__martina_kern.php

Schwierigkeit der Mundpflege. Demenziell erkrankte Menschen lehnen oft die Mundpflege ab. Sie öffnen ihren Mund nicht, so dass es nicht möglich ist, die Zähne zu putzen oder den Mund zu kontrollieren. Ob sie die Notwendigkeit zur Mundpflege nicht erkennen oder ob das Handeln der anderen Person für sie eine Verletzung ihrer Intimsphäre bedeutet, ist kaum zu entscheiden. Ein gewaltsames Öffnen des Mundes verbietet sich von selbst. Es bleibt die Frage, wie eine Pflegekraft unter diesen Umständen die Zähne putzen oder den Mund kontrollieren soll. Möglicherweise können Erfahrungen und Erkenntnisse aus dem unten vorgestellten *Teamwerk*-Projekt hilfreich sein.

Empfehlungen zur Verbesserung des Mund- und Zahnstatus von Demenzkranken:

- Verantwortliches Pflegepersonal muss in der Durchführung einer professionellen Mund- und Zahnhygiene bei älteren Menschen geschult werden.

- Für die Mund- und Lippenpflege müssen die notwendigen Produkte und Hilfsmittel zur Verfügung gestellt und die jeweils anzuwendenden Verfahren vorgegeben werden.

- Die Pflegenden müssen wissen, was zu tun ist, wenn ein Demenzkranker die Mundpflege ablehnt. Dazu könnten z. B. in einem Verpflegungskonzept (Kap. 10) konkrete Vorgaben für die weiteren erforderlichen Schritte gemacht werden.

- Zahnärzte sollten regelmäßig Mund und Zähne der Erkrankten kontrollieren. Neben der zahnmedizinischen Versorgung könnten sie auch die Schulung von Mitarbeitern übernehmen.

«Teamwerk – Zahnmedizin für Pflegebedürftige» – ein nachahmenswertes Projekt

Zur Verbesserung der oft desolaten Mundgesundheit von pflegebedürftigen Menschen wurde in München das Projekt «Teamwerk – Zahnmedizin für Pflegebedürftige» ins Leben gerufen (vgl. Benz, 2006). Mit diesem Projekt richtet sich eine Gruppe von Zahnärzten an «pflegebedürftige und behinderte Menschen, die weder in der Lage sind, einen Zahnarzt aufzusuchen noch die Verantwortung für ihre Mundpflege zu übernehmen».[5]

---

5 Zitat aus dem Projektprogramm der Teamwerk GbR, München, Projektbeginn 1. Juni 2002. Weitere Informationen unter: www.die-praevention.de/vorbildliche_projekte/praeventionspreis/2005/teamwerk_muenchen/index.html?back=1

Die zwei wesentlichen Bausteine des Teamwerk-Projekts sind Prävention und Therapie.

- **Prävention:** Um den betroffenen Menschen eine regelmäßige Mundpflege gewähren zu können, wurden Pflegekräfte in einer entsprechenden Mundpflege geschult. Außerdem erhalten die Pflegebedürftigen in den jeweiligen Altenhilfeeinrichtungen mehrmals im Jahr eine professionelle Mund- und Zahnreinigung von «mobilen zahnmedizinischen Vorsorge-Teams».

- **Therapie:** So genannte Patenzahnärzte besuchen alle Pflegeeinrichtungen in München und behandeln dort die Betroffenen.

Patienten mit Demenz können meist nicht im Pflegeheim, sondern nur stationär unter Vollnarkose zahnmedizinisch behandelt werden. Für diese Patienten wurde ein Kompetenzzentrum gegründet, das an ein Münchner Krankenhaus angeschlossen ist.

Das Teamwerk-Projekt war erfolgreich: Die Mundpflege und damit auch die Mundgesundheit und Lebensqualität bei den Teilnehmenden haben sich deutlich verbessert: Es gab weniger Schmerz-Notfälle und die Kosten für Narkosebehandlungen konnten gesenkt werden. Angestrebt ist eine flächendeckende Ausweitung des Modells auf ganz Deutschland.

3.6 Das Zusammenwirken von Bewegung und Ernährung bei Demenzkranken

Mit zunehmendem Alter lassen die körperlichen Aktivitäten nach. Das Schwinden der Muskelmasse und die veränderte Beschaffenheit von Knorpel und Knochen führen zum Kräfteverlust der Muskeln. Viele ältere Menschen bewegen sich deshalb weniger. Als Folge davon lässt oft auch ihr Appetit nach.

Im Gegensatz zum altersbedingten Nachlassen körperlicher Aktivitäten haben demenziell erkrankte Menschen in bestimmten Phasen ihrer Erkrankung häufig einen starken Bewegungsdrang. Das ist zunächst gut, weil dieses «Training» sich positiv auf Körper und Appetit auswirkt. Allerdings birgt der erhöhte Bewegungsdrang auch Gefahren.

Gefahren eines erhöhten Bewegungsdrangs:

- Die stärkeren körperlichen Aktivitäten erhöhen die Gefahr zu stürzen, sich zu verletzen und etwas zu brechen.

- Demenziell erkrankte Menschen können häufig ihre Situation nicht einschätzen und beachten ihre Leistungsgrenzen nicht. Sie bewegen sich bis zur absoluten Erschöpfung und finden keine Zeit zum Essen und Trinken.
- Der Kalorienbedarf erhöht sich deutlich (Kap. 3.4).

Ursachen und Konsequenzen einer falschen Körperhaltung: Nicht nur ein Zuviel oder Zuwenig an Bewegung kann problematisch für die Ernährung alter Menschen und Demenzkranker sein. Auch der Kräfteverlust ganz bestimmter Körperregionen oder eine falsche Körperhaltung behindern das Essen und Trinken. Das Schwinden der Muskelkraft in Händen und Armen etwa kann so weit gehen, dass Besteck und Trinkgefäße nicht mehr zum Mund geführt werden können. Die Betroffenen müssen beim Essen und Trinken unterstützt werden (Kap. 10.2).

Ist der gesamte Bewegungsapparat betroffen, fehlt zunehmend die Kraft, eine aufrechte Körperhaltung beizubehalten. Eine falsche Körperhaltung wirkt sich aus zwei Gründen auf das Essen und Trinken aus:

- Der Schluckvorgang wird beeinträchtigt, und es kommt ohne Vorliegen einer Schluckstörung zu häufigem Verschlucken.
- Die Nahrung verbleibt länger als gewöhnlich im Magen und führt zu einem Völlegefühl; eine erneute Nahrungs- und Flüssigkeitsaufnahme wird abgelehnt.

Eine falsche Körperhaltung wird unter anderem auch dadurch gefördert, dass die hilfebedürftigen Menschen in ungeeigneten Rollstühlen sitzen. Ist die Rückenlehne eines Rollstuhls beispielsweise nicht verstärkt, fördert das die Bildung eines Rundrückens. Nahrung und Flüssigkeit können schlecht aufgenommen, transportiert und geschluckt werden.

Beweglichkeit im Alter erhalten und fördern – das Konzept der Motogeragogik

Die Beweglichkeit von Menschen und ihre Ernährungssituation wirken – nicht nur im Alter – eng zusammen. Bewegung und Ernährung bedingen sich hinsichtlich der Erhaltung der Lebensenergie.[6]

---

6 Vgl. Ackermann 2006 und Heseker 2005. Helmut Heseker hat in Zusammenarbeit mit dem Caritasverband das Programm *Patras* erarbeitet, mit dem Beweglichkeit gefördert und Mangelernährung vorgebeugt werden soll. *Patras* wurde ausgezeichnet mit dem Präventionspreis 2005. www.praeventionspreis.de

Beweglichkeit ist die Grundvoraussetzung für jede körperliche Handlung und Grundlage für eine selbstständige Lebensführung und Nahrungsversorgung. Sich bewegen zu können ist ein wichtiger Aspekt der menschlichen Persönlichkeit und steht in untrennbarer Wechselwirkung zu fast allen Persönlichkeitsbereichen. Körperliche Beweglichkeit ist eng verknüpft mit sozialer Aktivität, mit geistiger Regheit, Unabhängigkeit und Kompetenz.

In dem engen Geflecht von Bewegung und Ernährung spielen kognitive Prozesse eine wichtige Rolle und beeinflussen das Wahrnehmen, Empfinden und Erleben. (Was nehme ich von meiner Umwelt und mir selbst wahr? Wie nehme ich etwas wahr? Was bedeutet es für mich? Welche Gefühle löst es in mir aus?) All diese Aspekte sollten in einem Konzept zur Verbesserung der Ernährungssituation von Demenzkranken berücksichtigt werden.

Um zu erreichen, dass Menschen mit Demenz ausreichend essen, gibt es verschiedene Pflege- und Betreuungskonzepte wie etwa alternative Wohnformen, in denen gemeinsam gekocht und gegessen wird. Umgekehrt kann die bewusste, gemeinsame Zubereitung und Aufnahme von Nahrung (Kap. 2) als Instrument genutzt werden, um Konzepte wie zum Beispiel Basale Stimulation, Erinnerungsarbeit oder Milieutherapie zu verfolgen und damit soziale Kompetenzen und psychische Befindlichkeit zu stärken.

Ziele der Motogeragogik. Die Geragogik, ein Teilbereich der Pädagogik, beschäftigt sich unter anderem mit Bildungshilfen für ältere Menschen. Das hier entwickelte ganzheitliche Konzept der Motogeragogik befasst «sich mit der Unterstützung der Persönlichkeitsentwicklung im dritten und vierten Lebensalter durch gezielte Bewegungsangebote [...]. Es ist auf die speziellen Bedürfnisse und Möglichkeiten älterer und alter Menschen ausgerichtet. Motogeragogik bedeutet Persönlichkeitsbildung und Persönlichkeitsförderung durch Bewegung im Alter. Ziel der Motogeragogik ist die Förderung einer stabilen und harmonischen Entwicklung der Persönlichkeit im Alter.»[7] Mit Hilfe der Motogeragogik (Philippi-Eisenburger, 1990, 1991b) können die Ziele verbesserte Nahrungsaufnahme und Stärkung der psychischen und physischen Befindlichkeit (Eisenburger, 2005) verknüpft werden. Nahrungszubereitung und gemeinsames Essen können als Anlässe für Bewegungsübungen genutzt werden.

---

7 www.motogeragogik.at/; weitere Informationen bietet folgende Seite: www.pfizer.co.at/online/page.php?P=1420.

Gemeinsam backen, essen und sich wohlfühlen – Motogeragogik in der Praxis

Die Gerontologin Dr. Radka Arnold bietet im Rahmen experimenteller Gruppen (mit den Schwerpunkten Bewegung und Ernährung) in fünf AWO-Altenzentren im Raum Kassel einmal wöchentlich motogeragogische Übungen an. Es wird gemeinsam gebacken und gegessen. Gemeinsames Handeln und Erleben sind eng verknüpft. (Philippi-Eisenburger, 1991a) Die «Back-Gruppen» dienen der Befriedigung körperlicher Bedürfnisse gebrechlicher Menschen und der Förderung des psychosozialen Wohlbefindens.

Es werden regelmäßig Back- und Kaffeenachmittage veranstaltet, die Möglichkeiten bieten, demenzkranke und hilfebedürftige alte Menschen zu aktivieren und anzuregen. Erfahrungen zeigen, dass die bei vielen Menschen ähnlichen Bedürfnisse nach Unterhaltung, Bewegung, Spiel und genussvollem Essen verbindende Elemente in einer Gruppe sein können. Eine Verknüpfung der Bereiche Ernährung und Bewegung ist auch deshalb sinnvoll, weil das die Interessen vieler Menschen berührt und so ganz unterschiedliche Persönlichkeiten in einer Gruppe zusammenkommen können.

Zu den Back- und Kaffeenachmittagen kommen Personen, die das Kochen und Backen aktiv mitgestalten und solche, die das Ganze als Zuschauer begleiten, die die Gemütlichkeit schätzen und Unterhaltung suchen. Entscheidend ist, dass sich jeder seinen Wünschen und Möglichkeiten gemäß einbringen kann. Allein das Beisammensein lässt die Teilnehmer miteinander ins Gespräch kommen.

Das gemeinsame Kaffeetrinken wird an den Vorlieben der Teilnehmer orientiert, etwa mit variierenden Tischdekorationen (z. B. alte Sammeltassen) und selbst Gebackenem, und erinnert vielleicht manchen an gemeinsame Kaffeestunden mit der Familie.

Die Förderung des psychischen Wohlbefindens wird verknüpft mit der Förderung und dem Erhalt der Beweglichkeit. So wird etwa geübt, mit Besteck umzugehen. Im Mittelpunkt der Übungen stehen die Koordination von Hand- und Augenführung und das Trainieren der Arm- und Handmuskulatur. Dieses Training ist speziell darauf ausgerichtet, die eigenständige Nahrungsaufnahme zu erhalten oder wieder zu erlangen.

Organisation und Durchführung von Back- und Kaffeenachmittagen. Voraussetzung für das Gelingen der Backnachmittage sind eine gute Organisation und geschulte Betreuungspersonen. Es sollten nicht mehr als zehn Bewohner und Bewohnerinnen in den aktiven Backprozess einbezogen werden. Beim anschließenden Kaffeetrinken können mehr Bewohner dabei sein. Das Backen sollte von mindestens zwei Personen betreut werden, um ein möglichst hohes Maß an Hilfe zur Eigenaktivität leisten zu können.

Die Betreuungspersonen sollten die Biografien der Gruppenteilnehmer kennen, kommunikativ und pflegerisch geschult sein, Fachkenntnisse über den Umgang mit Demenzkranken besitzen sowie backen können und die notwendigen Techniken beherrschen. Bei guter Anleitung können auch ehrenamtliche Personen und Angehörige einbezogen werden.

Die Betreuer müssen die Bewohner zu Aktivitäten motivieren, sie in ihren Handlungen anleiten und begleiten und in der Gruppe eine Art Moderatorenfunktion übernehmen. Sie haben die Aufgabe, Gespräche in Gang zu halten und Bewohnern bei der Durchführung einzelner Tätigkeiten (z. B. Kaffee mahlen, Obst schälen, Sahne schlagen) zur Seite zu stehen. Empfehlenswert ist der Einsatz vertrauter Haushaltsgeräte (z. B. Handmixer, Teigrolle, Kaffeemühle).

Oberstes Ziel dieser Back-Veranstaltungen ist es, die Teilnehmer zu verwöhnen. Ihnen soll etwas Schönes geboten werden. Dementsprechend empathisch und unterstützend sollten sich die Betreuungspersonen verhalten. Ihre Anwesenheit und ihr Geschick im Umgang mit den Senioren sind entscheidend für das Gelingen der Veranstaltung.

4 Mangel- und Fehlernährung im Alter und bei Demenz

Essstörungen, Mangelernährung und dramatischer Gewichtsverlust kommen bei älteren und bei dementen Menschen, insbesondere in geriatrischen Abteilungen von Krankenhäusern und in Altenhilfeeinrichtungen, häufig vor. Mangel- oder Fehlernährung bei Demenzkranken kann den Krankheitsprozess beschleunigen und die geistige Leistungsfähigkeit verschlechtern.

Ein Beispiel für eine typische Fehlernährung. Eine Milchzucker- bzw. Laktoseunverträglichkeit oder eine Milcheiweißunverträglichkeit sind im Alter nicht selten. Allerdings werden sie selten diagnostiziert. Wie beispielsweise in folgendem Fall: Die Bewohnerin einer Altenhilfeeinrichtung führt regelmäßig dünnflüssig ab und gibt diffuse Schmerzen im Bauchraum an. Sie akzeptiert nur noch breiige Kost und zeigt eine deutliche Vorliebe für Süßspeisen. Was liegt näher, als sie mit Milchprodukten zu ernähren? Die mag sie und die kann sie zudem gut schlucken. Ihre Durchfälle bestehen jedoch fort und werden jetzt mit Medikamenten behandelt. Ihre Unruhe nach den Mahlzeiten nimmt zu und mündet manchmal in aggressivem Verhalten wie Schreien oder Schlagen. Obwohl bekannt ist, dass eine Milchzuckerunverträglichkeit auch im Alter noch auftreten kann, wird eine entsprechende Diagnostik nicht durchgeführt.

Die Entstehung von Mangel- und Fehlernährung wird von vielen, individuell oft sehr unterschiedlichen Faktoren beeinflusst. Eine wesentliche Rolle spielen altersbedingte Veränderungen (Kap. 3), die bei Demenzkranken durch krankhafte Veränderungen zum Teil wesentlich stärker verlaufen. Im Gegensatz zu den Ursachen des veränderten Essverhaltens bei gesunden Alten sind Ess- und Schluckstörungen bei demenziell Erkrankten zusätzlich auf neuropathologische Veränderungen in verschiedenen Hirnarealen zurückzuführen.

Häufig sind es nicht die nachlassenden Sinne und die eingeschränkte Beweglichkeit allein, die dem älteren Menschen den Appetit nehmen. Mund-, Kau- und Schluckprobleme, Schmerzen, akute und chronische Krankheiten und infolgedessen eine Vielzahl verabreichter Medikamente beeinträchtigen zusätzlich das Essen und Trinken. Gesundheits- und Ernährungszustand beeinflussen sich gegenseitig und es kann leicht ein Teufelskreis entstehen, der oft nur sehr schwer zu durchbrechen ist (vgl. Volkert, 2004:195: «Teufelskreis der Mangelernährung im Alter»).

Auch ein plötzlicher Wechsel in eine fremde Umgebung (z. B. ins Krankenhaus oder Heim) kann die Ursache für ein verändertes Essverhalten sein. Deshalb sollten die Betroffenen möglichst lange in ihrer vertrauten Umgebung bleiben. (Borker, 2002)

Die Ursachen einer Appetitlosigkeit ergründen. Es sollten verstärkt Untersuchungen zu Ursachen der Appetitlosigkeit von Menschen mit Demenz und Möglichkeiten der Einflussnahme durchgeführt werden.

Werden Essstörungen und deren Ursachen frühzeitig erkannt, können mit rehabilitativen Maßnahmen z. B. Funktionen des Schluckvorgangs (vgl. 4.2.2) gestärkt werden. Kompensatorische oder adaptative Verfahren könnten für einen befristeten Zeitraum eine ausreichende Nahrungszufuhr sicherstellen.

4.1 Gewichtsverlust

Der schleichend verlaufende Gewichtsverlust ist ein Problem, das schon am Beginn einer Demenzerkrankung, wenn die Diagnose noch nicht gestellt wurde, auftreten kann und mit fortschreitender Erkrankung zunimmt. Es ist noch weitgehend unklar, ob dies auf eine unzureichende Nahrungsaufnahme, auf demenzbedingte Störungen des Stoffwechsels oder durch beides hervorgerufen wird. Ein erhöhter Energieverbrauch scheint hingegen in der frühen Phase der Demenz weniger für Gewichtsverluste verantwortlich zu sein (Spamer, 2005).

Es gibt Hinweise darauf, dass zwei unterschiedliche Arten von Gewichtsverlust gleichzeitig auftreten können (Guérin et al., 2004):

a) eine akute Form, die in der Folge von Begleiterkrankungen auftritt und

b) eine chronisch-progressive Form, die mit der Schwere der Erkrankung in Beziehung steht.

Die akute Form von Gewichtsverlust ist einer Behandlung am ehesten zugänglich, vorausgesetzt das Augenmerk wird rechtzeitig auf die reversiblen Ursachen für Appetitverlust und Mangelernährung gerichtet. Dazu bedarf es einer regelmäßigen Kontrolle des Gewichtsverlaufs und bei Gewichtsverlusten einer sorgfältigen Überprüfung der Ursachen. Zu weit gewordene Kleidung, lockere Zahnprothesen oder Eheringe sowie markant hervorstehende Knochen sind augenfällige Warnsignale, die auf keinen Fall ignoriert werden dürfen.

Chronischer Gewichtsverlust könnte durch demenzbedingte Defekte des zentralnervösen Systems mit verursacht werden. Schädigungen bestimmter Gehirnbezirke führen beispielsweise zu Appetitlosigkeit, Apathie und Depression (Spamer, 2005). Motivation und Antrieb zur Nahrungsaufnahme gehen so verloren.

Das Gewicht regelmäßig kontrollieren

Ernährungszustand und Gewichtsverlauf müssen regelmäßig erfasst und sorgfältig beobachtet werden. Jeder ungewollte Gewichtsverlust ist als Risikofaktor zu werten. Bei Menschen über 65 geben ein Body-Mass-Index (BMI)[8] unter 24 (MDS, 2003:47) und auffällige Gewichtsverluste innerhalb eines bestimmten Zeitraums wichtige Hinweise auf eine mögliche Mangelernährung und müssen durch den Hausarzt abgeklärt werden (vgl. Kap. 5).

4.2 Faktoren, die eine Mangelernährung beeinflussen

Störungen der Nahrungsaufnahme bei Demenzkranken lassen sich überwiegend auf krankheitsbedingte Veränderungen im zentralen und peripheren Nervensystem zurückführen. Dadurch wird der normale Prozess der Nahrungsaufnahme (z. B. Prüfen und Zerkleinern der Speisen, Auslösen und Ablauf des Schluckreflexes) gestört. Diese ohnehin schon erhebliche Beeinträchtigung der Nahrungsaufnahme wird oft durch Medikamente und Schmerzen beim Kauen oder Schlucken zusätzlich verstärkt.

Medikamente

Ältere Menschen müssen häufig eine Vielzahl verschiedener Arzneimittel einnehmen. Die Substanzen können sich gegenseitig in ihrer Wirkung in unerwünschtem Maß beeinflussen und auch die Nährstoffverwertung stören. Bestimmte Mineral-

---

8 BMI = Körpergewicht [kg] dividiert durch das Quadrat der Körpergröße [m²].

stoffe, Spurenelemente und Vitamine werden dann nicht mehr aufgenommen oder verwertet. Auch die Darmperistaltik (Bewegung des Darms zum Transport des Inhalts) kann durch Medikamente verändert werden. Ebenso das Empfinden und Wahrnehmen von Hunger, Appetit und Durst, Geschmack und Geruch; Übelkeit und Erbrechen können durch Medikamente mit verursacht sein.

Zu den Medikamenten, die sich auf das Geschmacksempfinden auswirken und zu Appetitverlust führen können, gehören unter anderem Antibiotika, Herzmedikamente, blutdrucksenkende Medikamente, Antidepressiva, Schmerzmittel, Chemotherapeutika, Medikamente zur Senkung des Blutzuckers sowie Magenmittel.

Umgekehrt hat die Zusammensetzung der Nahrung einen nicht unerheblichen Einfluss auf die Medikamentenwirkung. (MDS, 2003:120; Lärm, 2005:30–34)

Medikamente auf Nebenwirkungen kontrollieren. Medikamente sollten auf ihre Nebenwirkungen überprüft und gegebenenfalls durch andere Medikamente ersetzt werden.

Schluckstörungen

Schluckstörungen (Ding-Greiner, 2005) machen sich erst zu einem späten Zeitpunkt einer Demenz bemerkbar. Unspezifische Symptome für eine Schluckstörung sind eine belegte Stimme, ständiges Räuspern und Husten. Häufige Atemwegsinfekte und Erstickungsanfälle können ein Hinweis für eine Schluckstörung sein.

Es gibt verschiedene Ursachen, die zu einer Schluckstörung führen können. Leichte Formen der Schluckstörung verursachen einen Hustenreiz. Der in die Luftröhre eingedrungene Fremdkörper kann abgehustet werden. Je nach Allgemeinzustand kann den Betroffenen aber die Kraft zum Husten fehlen. Es handelt sich dann bereits um eine ausgeprägte Form der Schluckstörung.

Die häufigste und gefährlichste Ursache einer Schluckstörung ist der unvollständige Verschluss der Luftröhre durch den Kehldeckel. Dadurch können Speisepartikel und/oder Flüssigkeit in Luftröhre und Lunge eindringen. Wenn der eingedrungene Fremdkörper nicht abgehustet werden kann, dann erhöht sich das Risiko einer Lungenentzündung. Zwar führt nicht jede Aspiration zu einer Lungenentzündung und nicht jede Lungenentzündung zum Tod der Betroffenen, aber etwa ein Fünftel der diagnostizierten Schluckstörung mit Aspiration führen zu einer Lungenentzündung und zwanzig Prozent dieser Patienten sterben; sie sind zu 90 Prozent über 65 Jahre alt (Jäger, 2003).

Kaufunktion und Schluckreflex regelmäßig kontrollieren. Es muss regelmäßig kontrolliert werden, ob und welche Störungen der Nahrungsaufnahme vorliegen. Ist die Speichelbildung ausreichend? Kann der Erkrankte die angebotene Nahrung zerkleinern? Verschluckt er sich häufig?

Schluckstörungen müssen durch einen Arzt abgeklärt werden. Ein Logopäde sollte hinzugezogen werden, um die Ausprägung der Schluckstörung und die Therapieaussichten festzustellen und zu formulieren.

Veränderung von Geruch und Geschmack

Der Prozess, der zu einer Störung der Geruchsempfindung bei demenziell erkrankten Menschen führt, entspricht in seinem Ablauf der altersbedingten Verminderung der Geruchswahrnehmung beim gesunden Menschen (Kap. 3) und tritt in einem sehr frühen Stadium der Demenzerkrankung auf. Das Ausmaß der Geruchsstörung ist bei Demenzkranken jedoch wesentlich größer als bei gesunden älteren Menschen. Mit zunehmendem Fortschreiten der Erkrankung kommt es zunehmend zu Einschränkungen bis hin zum Verlust des Geruchsvermögens (Serby et al., 1991; Bacon et al., 1998).

Die Geschmacksempfindung bleibt wesentlich länger erhalten. Ein Verlust der Geruchsempfindung bei erhaltener Geschmacksempfindung führt jedoch zu einer schweren Störung der Wahrnehmung der Geschmacksqualitäten von Speisen und Getränken; Rauchen oder Medikamente können diese Störung verstärken.

Schmerzen

Akute und chronische Schmerzzustände haben einen deutlichen Einfluss auf das Essverhalten und tragen entscheidend zur Verschlechterung des Ernährungszustandes bei. Sie stehen oft in direktem Zusammenhang mit Erkrankungen, können aber auch durch die Ernährung selbst verursacht sein. Ernährungsbedingte Schmerzen können zum Beispiel zu Magen- und Kopfschmerzen führen; eine ungünstige Kostzusammenstellung und eine zu geringe Ess- und/oder Trinkmenge können zu Verstopfung führen; Unverträglichkeiten bestimmter Nahrungsmittel haben beispielsweise Blähungen, Krämpfe oder Durchfälle (z. B. bei Milchzuckerunverträglichkeit) zur Folge.

Manche Schmerz verursachenden Zustände wie etwa Entzündungen und Schleimhautdefekte im Mund oder Einrisse der Mundwinkel (Kap. 3.5) können auf einen schon bestehenden Mangelzustand hinweisen.

Häufig ist die Schmerzwahrnehmung bei Menschen mit Demenz beeinträchtigt. Sie können ihr Schmerzempfinden nicht mehr in einer für die Betreuer verständlichen Weise als Schmerz benennen oder lokalisieren. Nichtsdestotrotz haben sie Schmerzen. Die Schmerzempfindung bleibt auch in fortgeschrittenen Stadien der Demenz erhalten. Eine fortgeschrittene demenzielle Erkrankung führt zu einer Entkoppelung von Schmerzreiz und vegetativer Antwort, sodass bei Schmerzen die typischen vegetativen Zeichen wie Schwitzen, erhöhter Blutdruck und erhöhte Herzfrequenz häufig nicht mehr auftreten (Benedetti, 2004).

Demenzkranke können jedoch durchaus durch ihr Verhalten zeigen, dass sie Schmerzen haben, beispielsweise durch schmerzspezifische verbale und nonverbale Äußerungen wie Schreien, Stöhnen, Weinen, eine verkrampfte Haltung oder Zurückschrecken vor Berührungen. Eher unspezifische Merkmale sind allgemeine körperliche Unruhe, Verwirrtheit, Appetitlosigkeit, verstärkter Rückzug oder Angst und Aggression. Es wird häufig nicht erkannt, dass sich hinter diesen Reaktionen Schmerzzustände verbergen, die immer ernst genommen werden sollten. Untersuchungen haben gezeigt, dass demenzkranke Menschen viel später und deutlich weniger Schmerzmittel erhalten als nicht demenziell erkrankte Menschen im gleichen Alter (Landendörfer/Hesselbarth, 2003).

Dem Einfluss von Schmerzen auf den Ernährungszustand mehr Aufmerksamkeit schenken. Zeigt ein Erkrankter Symptome oder Verhaltensweisen, die auf Schmerzen hindeuten, die er aber nicht benennen kann, dann sollte durch die versuchsweise Gabe von Schmerzmitteln festgestellt werden, ob Schmerzen vorliegen. Ändert sich das Verhalten des Patienten und verbessert sich sein Befinden, kann das als ein indirekter Hinweis auf sein Schmerzerleben verstanden werden. Bis zur Klärung und Beseitigung der Schmerzursache ist die Gabe von Schmerzmitteln gerechtfertigt.[9] Gleichzeitig sollte jedoch das Therapiekonzept überprüft werden (Landendörfer/Hesselbarth, 2003). Außerdem sollten Auskünfte von Bezugspersonen über frühere Krankheiten und die individuelle Schmerzbiografie eingeholt werden.

Bevor Verhaltensweisen vorschnell als «demenzbedingt» eingestuft werden, muss sorgfältig geprüft werden, ob und in welchem Ausmaß sie auf Schmerzen zurückgeführt werden können.[10]

---

9 Vgl. hierzu auch Archibald (2007). In einem Kapitel über «Schmerzen bei Menschen mit Demenz» geht die Autorin u. a. auf Schmerzassessments und medikamentöse Behandlung ein.

10 Informationen über die Möglichkeiten der Schmerzbeurteilung und Beobachtungsinstrumente findet man unter: www.nahrungsverweigerung.de/scripts/sub/ursachen/ecpa.html, www.nahrungsverweigerung.de/scripts/sub/ursachen/painad.html, www.alzheimer-bw.de/cms/0001/detail.php?nr=4239&kategorie=0001.

4.3 Mögliche Folgen von Fehl- und Mangelernährung

Veränderte Sinneswahrnehmungen, Schmerzen, Medikamente und Schluckstörungen können die Nahrungsaufnahme behindern und zu Gewichtsabnahme, Mangelernährung (Malnutrition) und/oder Austrocknung (Exsikkose, Kap. 3.3) führen. Alle drei Folgeerscheinungen wirken sich erheblich auf die Gesundheit von Demenzkranken aus.

Die Folgen einer Fehl- und Mangelernährung sind gravierend und können bis zum Tod führen. Chronische Krankheiten können sich im hohen Alter infolge einer qualitativ und quantitativ mangelhaften Zusammensetzung der Ernährung verschlechtern. Geschädigte Organe, deren Funktionen zuvor noch durch Ausgleichsleistungen aufrechterhalten wurden, können infolge einer Mangelernährung versagen. Müssen die Betroffenen in ein Krankenhaus, dann ist ihr Mortalitätsrisiko auf das Achtfache erhöht. Die Mehrheit stirbt an den Folgen einer Lungenentzündung.

Die größten Risiken einer Fehl- und Mangelernährung sind:

- ein erhöhtes **Infektionsrisiko**. Das Infektionsrisiko ist durch eine eingeschränkte Immunabwehr im höheren Alter häufig erhöht. Erkrankungen und belastende Umweltbedingungen verschärfen das Risiko zusätzlich. Ein Infekt kann bei älteren Menschen durch Belastung des Herzkreislaufsystems zur Dekompensation (Versagen von Ausgleichsleistungen) und dadurch zum Tode führen.

- ein erhöhtes Risiko für **Stürze** und **Knochenbrüche**. Die altersbedingte Verminderung der Muskelmasse und die Osteoporose werden durch eine Mangelernährung verstärkt. Insbesondere ein Eiweißmangel führt zu einer zunehmenden Schwäche der Muskulatur. Dadurch erhöhen sich das Sturzrisiko und das Risiko zu Knochenbrüchen. Knochenbrüche wiederum beeinträchtigen die Mobilität und Selbstständigkeit und können zu Bettlägerigkeit führen.

- die Entwicklung von **Druckgeschwüren**. Eine eingeschränkte Mobilität erhöht das Risiko für ein Druckgeschwür. Durch die geschwächte Immunabwehr können die Druckgeschwüre schwere Infektionen zur Folge haben. Hinweis: Eine Erhöhung des Eiweißanteils in der Ernährung kann der Entstehung von Druckgeschwüren entgegenwirken bzw. die Wundheilung fördern.

- die Entwicklung einer **Anämie**. Auf der Grundlage eines Vitamin- und Eiweißmangels kann sich eine Anämie (Blutarmut) entwickeln. Diese wiederum schränkt den Sauerstofftransport im Blut ein.

5 Erfassung der Ernährungssituation – Screening und Assessment

Um Mangel- oder Fehlernährung verhindern oder entgegenwirken zu können, muss die Ernährungssituation von gefährdeten Personen genau und kontinuierlich erfasst, bewertet und dokumentiert werden. Nur auf Basis einer systematischen Beobachtung und Analyse können verändertes Ess- und Trinkverhalten erkannt und individuelle pflegerische Interventionen und erforderliche Therapien geplant werden.

In zwei Schritten ist zu ermitteln:

- ob eine Mangelernährung oder ein Risiko dafür vorliegt (Screening)
- welche Ursachen dem zugrunde liegen und welche Ressourcen vorhanden sind (Assessment).

Die Erfassung der Ernährungssituation allein mittels eines Screenings ist nicht ausreichend. Erst aus den Ergebnissen des Assessments können Maßnahmen zur Verbesserung der Ernährungssituation abgeleitet werden.

5.1 Screening zur groben Erfassung der Ernährungssituation

Die Risikoerfassung muss mit wenig Aufwand schnell herausfinden, wer für eine Mangelernährung gefährdet und wer bereits betroffen ist. Daher muss bei der groben Einschätzung auf verschiedene Warnsignale geachtet werden.

Das aktuelle Körpergewicht und der Body-Mass-Index (BMI) werden als Warnsignal verwendet, die Werte alleine können aber noch keinen Hinweis auf eine

Mangelernährung geben und sind nicht immer korrekt zu ermitteln (Cook et al., 2005). Dagegen haben Gewichtsverläufe eine viel höhere Aussagekraft als einzelne Werte (Cook et al., 2005; Bauer et al., 2006; Pirlich et al., 1999). Ein unbeabsichtigter Gewichtsverlust von 5 Prozent in den vergangenen 1 bis 3 Monaten oder 10 Prozent im letzten halben Jahr ist ein wichtiges Signal für eine Mangelernährung, selbst wenn zum Zeitpunkt der Erfassung ein enormes Übergewicht vorliegt. Sind Gewichtsverläufe nicht zu erfassen, kann locker gewordene Kleidung oder das äußere Erscheinungsbild (Kap. 4.1) auf einen Gewichtsverlust hindeuten. Ein sehr deutliches und wichtiges Warnsignale für eine Mangelernährung ist es, wenn immer weniger gegessen und getrunken wird und die Verzehrmengen längere Zeit weit unter den normalen Portionen liegen. Wird genug oder sogar mehr als das Übliche verzehrt und dabei ein Gewichtsverlust beobachtet, ist das ein deutliches Zeichen, dass die Energiemenge der angebotenen Mahlzeiten nicht ausreicht.

Bei der Risikoerfassung müssen auch die Lebensumstände berücksichtigt werden, denn Risiko ist nicht gleich Risiko. Der zuhause lebende Demenzkranke (Kap. 8) ist bereits gefährdet, wenn die Versorgung mit Lebensmitteln nicht gesichert ist. Es könnte ein Warnsignal sein, wenn der Kühlschrank leer ist, keine Lebensmittel im Haus vorhanden sind und die Verpflegung nicht anderweitig geregelt ist.

Fehleinschätzungen vermeiden

Ermittelte Messwerte (z. B. Gewicht, Laborwerte) müssen immer in Bezug zu anderen erfassten Werten gesetzt werden, um falsche Erklärungen und Fehleinschätzungen zu vermeiden. So muss ein laut Body-Mass-Index (BMI) zu niedriges Gewicht nicht unbedingt eine Mangelernährung bedeuten.

Weitaus gefährlicher ist es, wenn eine Mangelernährung nicht erkannt wird, weil nur Gewicht oder BMI erfasst werden und diese Werte aufgrund von Wassereinlagerungen oder übermäßiger Fettmasse im wünschenswerten Bereich liegen. Sind keine korrekten Messwerte zu ermitteln (z. B. Körpergröße bei krummem Rücken), sollte darauf lieber verzichtet und auf andere Warnsignale geachtet werden (Cook et al., 2005).

5.2 Genaue Einschätzung der Ernährungssituation durch das Assessment

Mittels eines Assessments soll herausgefunden werden, warum nicht genug gegessen und getrunken wird oder die Mahlzeiten zur Bedarfsdeckung nicht ausreichen. Denkbar ist auch, dass sich das ermittelte Risiko durch das Assessment nicht bestätigt und es keine plausible Begründung für den Ernährungszustand (trotz eines z. B. sehr niedrigen Körpergewichts) gibt.

Die Vielfalt an möglichen Einflussfaktoren auf die Ernährung erfordert eine gründliche Untersuchung ganz verschiedener Bereiche und Beeinträchtigungen. Dabei genügt es nicht, nur zu beobachten, was und wie viel wird gegessen wird. Es muss auf Einflüsse durch Krankheiten und Medikamente (Kap. 4) geachtet werden, ebenso wie auf Einflüsse durch die Umgebung, in der gegessen und getrunken wird. Mitunter fehlt es auch einfach an Unterstützung, die aus Scham nicht eingefordert wird.

Darüber hinaus müssen auch mögliche Ressourcen der Betroffenen ermittelt werden. Mit Hilfe einer Essbiografie sollte nach Verhaltensweisen oder Vorlieben gesucht werden, die zur Verbesserung der Ernährungssituation beitragen können.

Die Ernährungssituation ist kontinuierlich zu beobachten und zu dokumentieren, um Veränderungen feststellen und schnell darauf eingehen zu können.

Multiprofessionelle Einschätzung der Ernährungssituation

Eine gründliche und umfassende Einschätzung der Ernährungssituation ist für alle an der Versorgung Beteiligten die Grundlage für angemessene Maßnahmen. Die allgemeine Einschätzung der Ernährungssituation sollten qualifizierte Pflege- bzw. Betreuungsfachkräfte durchführen, denn sie haben meist den intensivsten Kontakt zu den Betroffenen und kennen ihre Ernährungssituation am besten (Arrowsmith, 1999; Kowanko, 1997).

Erkannte Problembereiche, die außerhalb der pflegerischen Zuständigkeit liegen, müssen zur raschen Abklärung direkt den zuständigen Fachdisziplinen (z. B. Medizin, Ernährungsberatung, Hauswirtschaft, Küche, Logopädie, Psychotherapie, Physiotherapie) mitgeteilt werden.

Zur Abstimmung von Maßnahmen ist ein enger Austausch der beteiligten Disziplinen erforderlich. Um die Behandlungserfolge zu sichern und die Ernährungssituation so optimal wie möglich zu gestalten, ist zudem ein regelmäßiger Informationsaustausch über Untersuchungsergebnisse, Behandlung und Verlauf nötig, der in multiprofessionellen Fallbesprechungen stattfinden sollte.

5.3 Instrumente zur Erfassung der Ernährungssituation

Zur Erfassung der Ernährungssituation gibt es etliche Instrumente. Zumeist handelt es sich um Screening-Instrumente zur Risikoerfassung von Mangelernährung (vgl. Lyne/Prowse, 1999; Arrowsmith, 1999; Kondrup, 2003; Volkert, 2000).

Die Nutzung der Instrumente kann nicht empfohlen werden (Schreier, 2007), weil

- von den Ergebnissen keine konkreten Maßnahmen abgeleitet oder begründet werden können
- die interdisziplinäre Nutzbarkeit eingeschränkt ist
- sie von den umfassenden Assessments zur Erhebung der Pflegebedürftigkeit losgelöst sind und deshalb für die Nutzung zur Gestaltung des Pflegeprozesses ungeeignet sind
- von einer zusätzlichen Nutzung zur allgemeinen Pflegeerfassung vor allem Doppeldokumentationen zu erwarten sind.

Aus dieser Perspektive ist es sinnvoll, zur Erfassung der Ernährungssituation von Demenzkranken die zum Teil sehr umfangreichen Informationen aus dem pflegerischen Assessment in der Pflegedokumentation zu nutzen. Wichtig ist, sie mit weiteren Untersuchungsergebnissen zu ergänzen und zur Einschätzung der tatsächlichen Ernährungssituation richtig zu interpretieren.

Neues Qualitätsniveau und Erfassungsinstrument – Entwicklungen aus der Forschung

Das in einem Forschungsprojekt vom Institut für Pflegewissenschaft der Universität Witten/Herdecke und dem Institut für Ernährungs- und Lebensmittelwissenschaften der Rheinischen Friedrich-Wilhelms-Universität Bonn entwickelte so genannte «Qualitätsniveau für die Orale Nahrungs- und Flüssigkeitsversorgung von Menschen in Einrichtungen der Pflege und Betreuung» zur Sicherstellung einer bedürfnis- und bedarfsgerechten Versorgung mit Speisen und Getränken weist auf einige der hier dargestellten Merkmale für ein Screening und Assessment zur Einschätzung der Ernährungssituation hin. Es wurde außerdem ein Screening- und Assessment-Instrument entwickelt, das noch wissenschaftlich überprüft werden muss. Die Veröffentlichung des Instruments ist geplant für 2007.

Das Forschungsprojekt erfolgte im Auftrag der Bundeskonferenz zur Qualitätssicherung im Gesundheits- und Pflegewesen e. V. (Buko-Qs e. V.)[11] im Rahmen des vom Bundesministerium für Familie, Senioren, Frauen und Jugend unterstützten Modellvorhabens «Qualitätsentwicklung von Pflege und Betreuung».

---

11 Bezugsquelle unter www.buko-qs.de.

5.4 Ernährungssoftwareprogramme

Softwareprogramme unterstützen die Erfassung und Einschätzung der Ernährungssituation. Mit Hilfe spezieller Programme können die verzehrten Speisen und Getränke leicht und schnell auf ihren Nährstoffgehalt analysiert und bewertet und somit Defizite bei der Nährstoffaufnahme erkannt werden. Grundlage für die Bewertung sind die als normal festgelegten Messwerte (hinterlegte Referenzwerte) für die Energie- und Nährstoffaufnahme gemäß der Deutschen Gesellschaft für Ernährung (DGE) und der Deutschen, Österreichischen und Schweizer Gesellschaft für Ernährung (D.A.C.H).

Es gibt einige Programme, die dem Anwender direkt nach Eingabe der Daten und im Zusammenhang mit erkannten Defiziten Alternativen für eine optimale Speisenzusammensetzung anbieten. Diese Daten sind in einer Lebensmitteldatenbank des Programms hinterlegt.

Ernährungsprogramme, wie beispielsweise DGE-PC professional, Opti/Diet, Prodi®, NutriGuide® (vgl. Faustin, 2000) oder PETRA[12] und Medi.As[13], werden im Bereich des Verpflegungsmanagements (Küche, Hauswirtschaft) oder in der Ernährungsberatung eingesetzt. Sie können eine große Hilfe bei der optimalen Zusammenstellung einer bedarfsdeckenden Ernährung sein, vor allem bei der individuellen Bedarfsbemessung im Rahmen einer Gemeinschaftsverpflegung. Allerdings beantworten diese Programme nicht die wesentliche Frage, warum die angebotenen Speisen und Getränke nicht verzehrt werden (können).

Diese häufig vordringliche Frage kann allein mit einem differenzierten Assessment beantwortet werden. Nur so erhält man genügend Informationen, um die Bedürfnisse der Betroffenen zu erkennen, auf sie eingehen und die nötige Unterstützung beim Essen und Trinken anbieten zu können.

---

12 Online verfügbar unter www.ernaehrungsplanung.info/presse.php.
13 Online verfügbar unter www.medias.cc/public/htmlHP/privat.html.

Teil 2
Verbesserung der Ernährungssituation Demenzkranker

6 Verbesserung der Ernährungssituation von Demenzkranken – Empfehlungen und Informationen

Schon im frühen Stadium einer Demenz benötigen die Betroffenen Hilfe und Unterstützung bei der Ernährung. Dabei ist es wichtig, ihre Selbstständigkeit so lange wie möglich zu erhalten, etwa durch den Einsatz geeigneter Hilfsmittel (z. B. spezielles Trink- und Essgeschirr) oder mundgerechtes Zerkleinern von Speisen.

Bei fortgeschrittener Erkrankung, wenn der Impuls zur Nahrungsaufnahme verloren gegangen ist und die Kranken nicht mehr wissen, wie gegessen und getrunken wird, genügt es manchmal, während gemeinsamer Mahlzeiten mit freundlichen Worten zum Essen und Trinken aufzufordern (z. B. Zuprosten). Häufig ist es jedoch erforderlich, den Essvorgang durch Berühren oder Führen der Hand anzubahnen. In einem späteren Stadium muss das Anreichen von Speisen und Getränken dann meist vollständig von den Pflegenden übernommen werden.

Die erkrankten Menschen dürfen niemals zum Essen und Trinken gezwungen werden. Die Betreuenden müssen immer wieder reflektieren, dass kranke Menschen nicht «gefüttert» werden sollen, sondern dass man ihnen beim Essen und Trinken helfen muss.

Bei dem Bemühen um eine angemessene Ernährung darf die psychische Seite der Ernährung (Kap. 2) niemals vergessen werden. Eine angenehme Atmosphäre und persönliche Zuwendung sind ebenso wichtig wie die bedarfsgerechte Nahrungszufuhr. Hilfeleistungen müssen individuell an den jeweils aktuellen Unterstützungsbedarf angepasst werden. Die Unterstützung beim Essen und Trinken sollte als «therapeutische Zeit» angesehen werden, in der die Menschen «körperlich, sensorisch, emotional und sozial» (Crawley, 2005:50) angeregt werden.

In diesem Teil stehen Informationen, Hinweise und Empfehlungen im Mittelpunkt, die dabei helfen und dazu motivieren sollen, dem veränderten Ernährungsverhalten Demenzkranker kompetent zu begegnen und ihre Ernährungssituation zu verbessern. Bei der Formulierung von Handlungsempfehlungen werden die unterschiedlichen Umgebungssituationen und Handlungsfelder, in denen Essen zubereitet und angeboten wird und in denen gegessen und getrunken wird, berücksichtigt. Ob Demenzkranke allein oder in der Familie, in Altenhilfeeinrichtungen oder einem Krankenhaus essen, beeinflusst ihr Essverhalten und erfordert von den Betreuenden jeweils unterschiedliches Handeln. Ob das Essen für viele Menschen zubereitet wird und die Essenszeiten stark reglementiert sind oder ob man als Betreuender nur für eine Person verantwortlich ist, eröffnet unterschiedliche Möglichkeiten mit je variierenden Herausforderungen und Schwierigkeiten.

Nicht für alle Handlungsfelder gibt es ausreichende Kenntnisse und Forschungsergebnisse. So liegen bislang kaum gesicherte Erkenntnisse für eine Verbesserung der Ernährungssituation dementer Menschen im Krankenhaus vor. Im Gegensatz dazu gibt es umfangreiche Erfahrungen und Erkenntnisse über die Ernährung von Demenzkranken in der stationären Altenhilfe. Dementsprechend bildet die Darstellung zur Verbesserung der Ernährungssituation in der stationären Altenhilfe (Kap. 10) den Schwerpunkt dieses Teils.

Manche Empfehlungen, wie etwa für die Zubereitung, Zusammenstellung und den Nährstoffgehalt der Speisen, gelten übergreifend für alle Handlungsfelder. Das heißt, die Informationen und Vorschläge für die Verbesserung der Ernährungssituation in der stationären Altenhilfe sind durchaus auch hilfreich und anregend für andere Handlungsfelder, wie etwa für die Tagespflege oder für zuhause lebende Senioren.

Die Perspektive wechseln, um besser zu verstehen – eine kleine Übung

Wissen allein reicht nicht immer aus, um Dinge zu verstehen und sein Handeln entsprechend zu ändern. Erst wenn eigene Erfahrungen gemacht werden, lässt sich nachvollziehen, was der andere empfindet. Helen Crawley vom Dementia Services Development Centre der Universität Stirling in Schottland empfiehlt Personen, die anderen beim Essen und Trinken helfen, sich selbst einmal in diese Situation zu begeben, um zu erfahren wie es ist, Speisen und Getränke angereicht zu bekommen (Crawley, 2005:52). Während der Übung sollte man nicht miteinander reden, sodass der Partner die Körpersprache interpretieren muss. Wie fühlt es sich an, wenn das Essen in den Mund geschoben wird? Wie wichtig ist es, die Speisen zu beschreiben? Wie viel Zeit wird zum Essen benötigt? Wie schmeckt das Essen und welche Temperatur hat es? Diese und andere Fragen können im Anschluss an die Übung reflektiert werden.

7 Individuelle Ernährungsbedürfnisse von Demenzkranken

Voraussetzung für eine bedarfsgerechte Ernährung ist ein entsprechendes Angebot an Nahrungsmitteln. Das Speisenangebot zu Hause oder in den verschiedenen Einrichtungen sollte es grundsätzlich ermöglichen, den empfohlenen Tagesbedarf an Energie und Nährstoffen zu decken. Über die Erfassung der Verzehrmenge (Ess- und Trinkprotokolle, Beispiele in MDS, 2003:117–118) kann abgeschätzt werden, ob mit Defiziten zu rechnen ist. In einem solchen Fall sollten Betreuer, Angehörige und Erkrankte gemeinsam nach Möglichkeiten suchen, wie das Nahrungsangebot dem Bedarf angepasst werden kann. Dabei dürfen die persönlichen Essgewohnheiten und der Geschmack des Erkrankten nicht unberücksichtigt bleiben. Ein Essen, das allein am Bedarf orientiert ist, aber nicht schmeckt, wird erfahrungsgemäß nicht angetastet.

In dem Bemühen, persönliche Essgewohnheiten zu berücksichtigen, drückt sich auch Wertschätzung aus. Der kranke Mensch wird mit seiner individuellen Lebenserfahrung und seinen speziellen Sitten und Gebräuchen ernst genommen, auch wenn sein Essverhalten nicht den Anforderungen einer gesunden Ernährung entspricht. Immerhin hat er – das sollte nicht vergessen werden – mit seinen Gewohnheiten und trotz seines besonderen Essverhaltens ein respektables Alter erreicht.

Nicht zuletzt werden mit dem Essen und Trinken grundlegende Erfahrungen berührt und Erinnerungen geweckt. Eine ansprechende Auswahl an Speisen und Getränken kann einen Zugang in die Gefühlswelt der Erkrankten ermöglichen, die für nicht an Demenz erkrankte Menschen oft befremdend und unverständlich ist. Die Kenntnis der Biografie der Erkrankten ist dabei von unschätzbarem Wert.

Betreuende sollten das eigene Essverhalten reflektieren. Hilfreich kann es für Pflegende und Betreuende sein, wenn sie sich des Öfteren vergegenwärtigen, was ihnen selbst am Essen und Trinken wichtig ist, welche Mengen sie konsumieren, welche persönlichen Erinnerungen für sie mit bestimmten Gerüchen verbunden sind oder weshalb sie bestimmte Speisen und Getränke mögen und andere ablehnen. Dabei dürfen die eigenen Vorlieben und Abneigungen niemals ein Maßstab für die Verpflegung der zu Betreuenden sein. Jeder Mensch hat eine individuelle Essbiografie. Stattdessen soll die Reflexion über das eigene Essverhalten dabei helfen, sich in die Situation pflegebedürftiger Menschen zu versetzen und eigene Einstellungen kritisch zu überdenken.

Grundsätzlich sind eine größtmögliche Abwechslung und Vielfalt bei der Auswahl der Lebensmittel, ihrer Zubereitung und der Kostzusammenstellung die beste Gewähr, um den unterschiedlichen Vorlieben und Geschmäckern gerecht zu werden und gleichzeitig eine ausreichende Versorgung mit allen Nährstoffen zu gewährleisten. Aber auch mit einem ausreichenden Nahrungsangebot ist es mitunter schwierig, demenziell erkrankte Menschen zum Essen zu motivieren. Sie entwickeln häufig ein extrem herausforderndes Essverhalten, das für Pflegende mit enormen Schwierigkeiten bis hin zur Unmöglichkeit verbunden ist, eine ausreichende Nahrungsversorgung sicherzustellen. Oberste Priorität hat dann, dass überhaupt gegessen wird und weniger eine optimale Kostzusammensetzung.

Empfehlungen für eine individuelle und bedarfsgerechte Ernährung Demenzkranker

- **Bestehende Ernährungsrichtlinien überdenken.** Ernährungsrichtlinien, die für jüngere Altersgruppen zur Prävention und Therapie ernährungsbedingter Krankheiten entwickelt wurden, sollten im Hinblick auf die Ernährung alter Menschen (mit und ohne Demenz) neu überdacht und entsprechend umformuliert werden. Ernährungsziele müssen realisierbar sein.

- **Individualität berücksichtigen.** Persönliche Essgewohnheiten können über Biografiebögen und Lebensmittelpräferenzlisten erhoben werden. Soweit es sich im häuslichen Bereich und in stationären Einrichtungen realisieren lässt, sollte jede Kostform Gestaltungsmöglichkeiten für den Einzelnen beinhalten.

- **Aktuelle Bedürfnislage klären.** Vorlieben und Abneigungen können sich im Laufe des Alters und je nach gesundheitlicher Entwicklung verändern. Deshalb muss immer auch die aktuelle Bedürfnislage berücksichtigt werden.

- **Unverträglichkeiten kennen.** Neben den persönlichen Wünschen müssen individuelle Bekömmlich- und Unverträglichkeiten gegenüber bestimmten Lebensmitteln ermittelt und medizinische Indikationen berücksichtigt werden. Als

Grundgerüst für Kostformen kann das Rationalisierungsschema für die Klinikkost in der aktualisierten Fassung von 2004[14] herangezogen werden.[15]

- **Einschätzen individueller Risikofaktoren.** Im Umgang mit dementen Menschen stehen Pflege- und Betreuungskräfte nicht selten im Spannungsfeld zwischen «nicht essen» und «unentwegt essen». Hier hilft kein starres Befolgen allgemeiner Ernährungsempfehlungen. Stattdessen müssen die individuellen Risikofaktoren beurteilt werden. Unter sorgfältiger Beobachtung der Gesamtsituation sollte kontinuierlich abgewogen werden, ob und in welchem Ausmaß tatsächlich eine Gefährdung der Gesundheit mit dem gestörten Essverhalten verbunden ist. So ist eine Gewichtszunahme im Alter anders zu bewerten als in jüngeren Jahren. Werden auch ungenießbare Dinge in den Mund gesteckt oder verderbliche Lebensmittel gehortet, muss das Gefährdungspotenzial abgeschätzt werden. Um dem Personal Sicherheit und Orientierung zu geben, sollten praktikable Hygienerichtlinien entwickelt werden.

- **Diätetische Maßnahmen sinnvoll einsetzen.** Mit steigendem Lebensalter wird die Festlegung individueller Therapieziele immer wichtiger. Diätetische Maßnahmen (Kap. 10.2) müssen individuell angemessen eingesetzt und ihre Nutzen und Risiken sorgfältig gegeneinander abgewogen werden.

- **Interdisziplinär zusammenarbeiten.** Ob und welche ernährungstherapeutischen Maßnahmen erforderlich sind, muss im Einzelfall geprüft und festgelegt werden, am besten in interdisziplinärer Zusammenarbeit (Kap. 10.3). Küche und Hauswirtschaft müssen wissen, für welchen Personenkreis sie die Kost zubereiten. Bewohner und Angehörige sind in die Planung einzubeziehen.

---

14 Informationen unter www.dgem.de/leitlinien/rationalisierung04.pdf.
15 Beispiele für die Gemeinschaftsverpflegung findet man in aid/DGE, 2003, Kapitel 2.

8 Verbesserung der Ernährungssituation Demenzkranker in der häuslichen Umgebung

Von den rund eine Million Menschen mit mittlerer bis schwerer Demenz in Deutschland leben drei Viertel in häuslicher Umgebung. Für das Jahr 2002 wurde die Zahl der zuhause lebenden kognitiv beeinträchtigten Personen einschließlich der Menschen mit Demenz auf 1 368 000 Personen geschätzt (Schneekloth, 2005:10).

Bei einem Großteil der zuhause lebenden Menschen mit Demenz oder beginnender Demenz liegen körperliche Einbußen wie Bewegungseinschränkungen bis hin zu Bettlägerigkeit, körperlich-organische Erkrankungen und ein Nachlassen der Sinnesleistungen vor und erschweren die Ernährung (Schneekloth/Wahl, 2005:111).

Menschen mit kognitiven Einschränkungen und beginnender Demenz sind kaum noch in der Lage, sich selbstständig mit vollwertigen Mahlzeiten zu versorgen. Zur Verschlechterung ihrer Ernährungssituation tragen außerdem körperliche Einschränkungen, Einsamkeit, Depressionen, Armut, mangelnder Appetit und mangelhaftes Wissen über eine gesunderhaltende Ernährung bei.

8.1 Hochrisiko-Gruppe: Alleinstehende mit Demenz

Manche Demenzkranke leben in einer Familie, andere leben allein und werden von Familienangehörigen oder einem ambulanten Pflege- oder Betreuungsdienst versorgt. Einige wenige leben in ambulant betreuten Wohngemeinschaften (www.alzheimerwgs.de/-betreutewgs.html).

Vor allem Alleinlebende ohne oder mit nicht koordinierter Betreuung sind bedroht von Fehl- und Mangelernährung und Verwahrlosung. Das nicht zuletzt auch deshalb, weil es nicht genügt, die Betroffenen mit Mahlzeiten zu versorgen, sondern weil die Mahlzeiten in einer bestimmten Art und Weise verabreicht werden müssen und zu kontrollieren ist, ob und wie viel gegessen wurde. Darüber hinaus müssen die Nahrungsmittel fachgerecht beschafft, gelagert, zu- und nachbereitet werden.

Nach einer Schätzung des Kuratoriums Deutsche Altershilfe (KDA) gibt es derzeit in Deutschland über 200 000 allein stehende Frauen mit Demenz. Die Zahl allein lebender Männer mit Demenz dürfte dagegen weit unter 50 000 liegen. Mit «Essen auf Rädern», das in ganz Deutschland nicht nur von Wohlfahrtsverbänden und sozialen Einrichtungen, sondern auch von gewerblichen Anbietern ins Haus gebracht wird, können diese Menschen versorgt werden. Allerdings wird damit das Problem der drohenden Vereinsamung nicht gelöst.

In Schottland hat man sich in einem Forschungsprojekt mit den Ernährungsproblemen von Alleinstehenden und deren Ernährungsarrangements beschäftigt (Jones et al., 2005). Mit Hilfe des Projekts soll der Mangelernährung von Alleinstehenden entgegengewirkt werden – etwa durch Schaffung von niedrigschwelligen Essensmöglichkeiten in den einzelnen Ortsteilen.

Ein solches Forschungsprojekt wäre auch in Deutschland dringend vonnöten angesichts der zu erwartenden Zunahme Alleinstehender mit Demenz und dem drohenden Anwachsen von Altersarmut in Deutschland. Sinnvoll wäre auch, die Probleme Alleinstehender mit Demenz im Rahmen der kommunalen Altenhilfeplanung und in den Altenberichten des Bundesministeriums für Senioren zu thematisieren (Kap. 15).

8.2 Infrastrukturelle Maßnahmen zur Verbesserung der Ernährungssituation zu Hause lebender Demenzkranker

Eine Infratest-Erhebung im Jahre 2002 ergab, dass die Versorgung kognitiv beeinträchtigter Menschen, die ausschließlich von ihren Angehörigen betreut werden und auch nachts Hilfe benötigen, große Lücken aufweist (Schneekloth/Wahl, 2005:88 f.). Dies lässt auf verstärkten Hilfebedarf schließen. Nach Auskunft zuständiger Stellen wird allerdings von den Betroffenen Hilfe oft zu spät angefragt. 54,7 Prozent der zuhause lebenden Demenzkranken werden ausschließlich von Angehörigen versorgt, 43,3 Prozent sowohl durch private als auch durch professionelle Helfer und zwei Prozent ausschließlich von professionellen Diensten und Ehrenamtlichen (Schneekloth/Wahl, 2005:116).

Die externen Betreuer (Pflegende, Hausärzte, Ehrenamtliche) sollten über die Gefahren einer unzureichenden Nahrungsaufnahme informiert sein und bei drohender Fehl- und Mangelernährung unterstützend aktiv werden.

Hilfebedarf erkennen

Die Voraussetzung für eine angemessene Ernährungsprävention ist eine rechtzeitige Feststellung kognitiver Einschränkungen. Um pflegenden Angehörigen Leistungen für die optimale Ernährung von Menschen mit potentieller und beginnender Demenz anbieten und Konzepte auf kommunaler Ebene umsetzen zu können, sind nicht nur finanzielle Mittel erforderlich. Die Betroffenen müssen zunächst identifiziert und dazu motiviert werden, Hilfe in Anspruch zu nehmen.

Die Möglichkeit, Menschen mit beginnenden kognitiven Beeinträchtigungen zu identifizieren, haben insbesondere Hausärzte, ehrenamtliche Besuchsdienste, Apotheker, aufmerksame Angehörige, Freunde und Nachbarn. Gerade im Anfangsstadium ist es nicht einfach, eine Demenz eindeutig zu identifizieren. So erkennen Hausärzte, die ihre Patienten meist nur kurz sehen, eine Demenz häufig nicht (vgl. Schneekloth/Wahl, 2005:243). Auch deshalb ist es wichtig, dass alle Kontaktpersonen aufmerksam sind und untereinander Informationen und auffällige Beobachtungen austauschen.

Präventive Hausbesuche

Die Friedrich-Ebert-Stiftung kommt in der Schrift «Prävention und Gesundheitsförderung» (Altgeld et al., 2006) zu dem Schluss, dass man alte Menschen in ihren individuellen häuslichen Umgebungen ansprechen muss. Sie empfiehlt präventive Hausbesuche für alte Menschen, um altersbedingte Erkrankungen oder Unfälle «durch Wohnungs- und Wohnumfeldanpassungen» (Altgeld et al., 2006:22) zu verhindern. Solche Hausbesuche ermöglichen «gleichzeitig auch eine allgemeine Beratung zu den zentralen Themen des gesunden Alterns (Ernährung, körperliche und geistige Aktivität, soziale Kontakte und Partizipation).» (Ebd.)

Hausbesuche dieser Art gibt es in Deutschland leider bisher nur wenig und nicht speziell mit Blick auf die Verbesserung der Ernährungssituation von Demenzkranken.

Lebensmittelbeschaffung und Nahrungsversorgung

Die oben genannte Infratest-Erhebung (2002) ergab, dass es für 92,7 Prozent der Demenzkranken «unmöglich» war, einzukaufen, die restlichen konnten es «mit Schwierigkeiten» (Schneekloth/Wahl, 2005:113).

Die Nahrungsversorgung von Demenzkranken im Alltag kann nur gesichert werden, wenn die einzelnen Hilfsmöglichkeiten und Dienstleistungsangebote der individuellen Situation des Betroffenen entsprechend genutzt und organisiert werden. Als Vorbild für einen Lieferservice für Lebensmittel kann zum Beispiel die schottische Initiative «The Food Train» dienen (www.thefoodtrain.co.uk/).

Im Rahmen des «Betreuten Wohnens zu Hause» übernimmt eine Person die Gesamtverantwortung dafür, dass die Nahrungsversorgung der Betroffenen – einschließlich des Essens und Trinkens – durch gebündelte Maßnahmenpakete gesichert ist.

Durch eine gezielte Wohnberatung[16] kann beispielsweise die Küche des Kranken so umgestaltet werden, dass er sich besser zurechtfindet und die Sicherheit erhöht wird (z. B. durch Überhitzungsschutz am Elektroherd und Installierung eines Notrufsystems). Ist selbstständiges Einkaufen nicht mehr möglich, kann die Nahrung über einen Lieferservice beschafft werden.

Ambulante und stationäre Dienste (z. B. von Wohlfahrtsverbänden, Heimen und Tagesstätten) bieten neben Mahlzeiten auch soziale Kontakte. (In Duisburg bieten z. B. zwei von zehn Alzheimer-Cafés ein Frühstück an.) Es liegt an den einzelnen Anbietern, darauf hinzuwirken, dass Stammgäste, die dement werden, (weiterhin) bewusst eingebunden werden.

8.3 Ernährungsrichtlinien für ältere Menschen

Mit welchen Nahrungsmitteln und welcher Menge der tägliche Nährstoffbedarf eines gesunden Erwachsenen gedeckt werden kann, wird durch die Lebensmittelpyramide anschaulich dargestellt[17]. Die Ernährungspyramide basiert auf den Ernährungsrichtlinien für eine abwechslungsreiche Vollkost und kann als Leitfaden für die tägliche Lebensmittelauswahl benutzt werden.

Wissenschaftler in den USA haben die Pyramide für Personen über siebzig modifiziert (vgl. Russel et al., 1999:752; Wojnar, 2006:11). Die Basis der Pyramide ist für ältere Menschen schmaler als die Basis der ursprünglichen Pyramide. Damit soll dem verminderten Energiebedarf im Alter Rechnung getragen werden: Acht Portionen (Gläser) Wasser bilden das Fundament und betonen die Wichtigkeit einer ausreichenden Flüssigkeitszufuhr. Es folgen Nahrungsmittelgruppen mit hoher Nährstoffdichte wie Brot, Getreide, Nährmittel, Gemüse und Obst, Milch und Milchprodukte, Fleisch, Fisch, Eier, Hülsenfrüchte und Nüsse. An der

---

16 Vgl. Wohnberatung bei Demenz (2006): Modellprojekt des Ministeriums für Arbeit, Gesundheit und Soziales NRW, der Pflegekassen und der Stadt Recklinghausen (Fachbereich Soziales und Wohnen, Wohnberatung. Stadthaus B, Zi. 21 C, 45655 Recklinghausen).
17 Beispielhafte Darstellung unter: www.aid.de/ernaehrung/10regeln.cfm und www.aid.de/ernaehrung/senioren.cfm

Pyramidenspitze stehen Fette, Öle und Süßigkeiten, die sparsam verwendet und gegessen werden sollen. Im Gegensatz zu den europäischen Empfehlungen wird älteren Menschen in den USA generell empfohlen, zusätzlich Vitamin D, Calcium und Vitamin B12 in Form von Präparaten einzunehmen.

Mindestanforderung an eine gesunde Ernährung

Für eine gesunde Ernährung sollte man sich in seiner täglichen Lebensmittelauswahl an folgendem Vorschlag orientieren (Volkert, 1997:139):

- eine warme Mahlzeit (aus Gründen der Abwechslung und Vielfalt).

Als nährstoffdichte Lebensmittel:

- 1 Stück Obst
- 1 Portion Gemüse oder Salat
- 1 Glas Milch und Joghurt, Quark oder Käse
- 1 Scheibe Vollkornbrot
- 1,5–2 l Flüssigkeit, z. B. Tee, Säfte, Sprudel, Suppe
- und mehrmals pro Woche: 1 Stück Fleisch, Fisch oder 1 Ei.

Außerdem nicht vergessen: So viel Bewegung im Freien wie möglich!

8.4 Die Ernährungssituation pflegender Angehöriger

Auch für pflegende Angehörige ist eine gesunde Ernährung wichtig. Sie müssen zu einem bewussten Ess- und Trinkverhalten motiviert werden und verstehen, dass damit physisches und psychisches Wohlbefinden einhergehen.

Untersuchungen haben gezeigt, dass Angehörige von demenzkranken Menschen häufig ebenfalls an Gewicht verlieren, wenn sie mit der Betreuung der Erkrankten überlastet sind. In einer Toulouser Studie (Kap. 13.3) wurde daher als möglicher Indikator für Stress und den allgemeinen Gesundheitszustand der Pflegepersonen auch die Gewichtsentwicklung der pflegenden Angehörigen beobachtet. Das Gewicht von Erkranktem und Angehörigem wurde monatlich auf einem Ernährungskalender vermerkt. War der Gewichtsverlust des Erkrankten größer als zwei Kilo oder verschlechterte sich der Appetit, überprüfte ein medizinisches Team den Ernährungszustand der Betroffenen und forschte nach Ursachen für das gestörte Essverhalten. Energie- und Proteinaufnahmen wurden erhöht, indem die Nahrung mit einem Fertigpräparat angereichert wurde. Die Ergebnisse: Viele Erkrankte nahmen insbesondere in den ersten sechs Monaten nach Erhöhung der Nährstoffzufuhr zu, während sich der Gewichtszustand in der Kontrollgruppe ohne Fertigpräparate verschlechterte. Die Gewichtsveränderungen unterschieden sich signifikant zwischen Interventions- und Kontrollgruppe, aber auch in der Interventionsgruppe traten Gewichtsverluste auf. Verhaltensprobleme und Depression verbesserten sich, während in der Kontrollgruppe im Laufe des Jahres Verschlechterungen auftraten. Der Belastungsgrad der Pflegenden (gemessen mit dem Zarit-Score) änderte sich hingegen nicht signifikant.

Insgesamt deuten die Ergebnisse darauf hin, dass ein Ernährungsschulungsprogramm (Kap. 13.3) für pflegende Angehörige von Demenzkranken einen positiven Einfluss auf den Ernährungszustand der Erkrankten haben kann. Der Austausch mit anderen betroffenen Familien wurde als sehr hilfreich empfunden. Regelmäßige Treffen gaben den Teilnehmern der Schulungsgruppe Halt und gegenseitige Unterstützung. (Auch nach Abschluss des Schulungsprogramms können sich die Teilnehmer über die örtliche Alzheimer Gesellschaft bei Fachkräften Rat holen. (Brinner, 2005)).

9 Verbesserung der Ernährungssituation Demenzkranker in der Tagespflege

Tagespflegeeinrichtungen bieten verschiedene und auch andere Möglichkeiten als stationäre Altenhilfeeinrichtungen, das Essen und Trinken zu gestalten und die Demenzkranken dabei zu unterstützen.

Es gibt eigenständige Tagespflegeeinrichtungen und solche, die organisatorisch an stationäre Altenhilfeeinrichtungen angegliedert sind. Manche bieten eine tägliche Betreuung an, andere nur an bestimmten Tagen. (In einer Broschüre des Sozialministeriums NRW werden die die Mahlzeiten betreffenden Kriterien zur Auswahl einer geeigneten Tagespflege genannt. Informationen unter: www.mags.nrw.de/pdf/soziales/wegweiser-tagespflege.pdf)

Die Tagespflege entlastet die Angehörigen, bietet den Betroffenen soziale Kontakte und den Betreuenden die Möglichkeit, Einfluss auf die Ernährung der Demenzkranken zu nehmen:

- Die Zivildienstleistenden des Fahrdienstes und die Betreuenden der Einrichtung haben manchmal die Gelegenheit, einen Einblick in die häusliche Ernährungssituation ihrer Tagesgäste zu bekommen oder sie erhalten in Gesprächen mit Angehörigen Informationen darüber, wie die Betroffenen zu Hause essen und trinken. Ursachen einer (sich anbahnenden) Mangelernährung können schneller erkannt und beseitigt werden. Sehen die Betreuer ihre Gäste nicht täglich, nehmen sie körperliche Veränderungen möglicherweise schneller wahr als die Angehörigen.

- Die Betreuenden können die Angehörigen über eine individuelle und bedarfsgerechte Ernährung informieren und Alleinlebenden z. B. ein Abendbrot mitgeben.

- Die Betreuenden können die Betroffenen zum Essen und Trinken animieren.

Tagespflegeeinrichtungen können dazu beitragen, den Hilfebedarf von älteren oder demenziell erkrankten Menschen überhaupt erst zu erkennen und damit Fehl- und Mangelernährung entgegenzuwirken.

Erfahrungen sammeln. Über die Ernährungssituation in der Tagespflege gibt es für Deutschland bislang kaum Erkenntnisse. Deshalb könnte es hilfreich sein, Erfahrungen der verschiedenen Einrichtungen im Umgang mit dem Essverhalten Demenzkranker und Ideen, darauf positiv Einfluss zu nehmen, zu sammeln, öffentlich zur Verfügung zu stellen und zu diskutieren. Das könnte gleichzeitig den Austausch über die Möglichkeiten und Schwierigkeiten der Ernährungsversorgung zu Hause und in der Tagespflege durch professionell Betreuende fördern.

Das Trink-Förder-Konzept des Alzheimer Tageszentrums in Wetzlar

Das Pflegeteam des Alzheimer Tageszentrums Wetzlar hat ein Konzept erarbeitet, mit dem die Flüssigkeitsversorgung (Kap. 3) von demenziell Erkrankten sichergestellt und eine Austrocknung (Dehydratation) verhindert werden kann (Rath et al., 2005). Dieses Konzept wurde mit dem «Altenpflegepreis 2006» gewürdigt.[18]

Neben etlichen phantasievollen Ideen, die Gäste zum Trinken zu motivieren, werden den Pflegenden und Betreuenden auch Hilfsmittel für die systematische Beobachtung und Erfassung des Trinkverhaltens der einzelnen Tagesgäste angeboten. Ausführlich wird ein «Standard «Trinken» mit Checkliste und Erfassungsbogen» (Rath et al., 2005:4 ff.) vorgestellt. Beispielhaft wird ein Erfassungsbogen mit den Trinkgewohnheiten von 25 Tagesgästen präsentiert.

Das 14-seitige Trink-Förder-Konzept soll anderen Einrichtungen als Vorbild dienen und steht allen Interessierten zur freien Verfügung (Rath et al., 2005).

---

18 www.alzheimer-gesellschaft-mittelhessen.de/downloads/Altenpflegepreis_2006.pdf

10 Verbesserung der Ernährungssituation Demenzkranker in der stationären Altenhilfe

Die Ernährung von Bewohnern in Einrichtungen der stationären Altenhilfe bedeutet für die Mitarbeiter nicht selten eine große Herausforderung. Um die ernährungsbezogenen Anforderungen bewohner- und mitarbeiterorientiert bewältigen zu können, ist ein Ernährungs- bzw. Verpflegungskonzept empfehlenswert.

10.1 Verpflegungskonzepte – eine Möglichkeit zur bedarfs- und bedürfnisgerechten Ernährung

In einem Verpflegungskonzept werden allgemeine Hinweise und Richtlinien formuliert, die für alle Bewohner Gültigkeit haben. Ziel eines solchen Konzepts ist es, Menschen in stationären Einrichtungen bedarfs- und bedürfnisgerechtes Essen und Trinken zu ermöglichen. Auf die unterschiedlichen Bedarfe und Bedürfnisse (z. B. bei Demenzkranken) wird durch entsprechende Modifikationen der allgemeinen Hinweise eingegangen.

In einem Verpflegungskonzept werden alle Arbeitsbereiche (z. B. pflegerischer, hauswirtschaftlicher, medizinischer) und Aspekte im Zusammenhang mit der Verpflegung alter Menschen in stationären Einrichtungen berücksichtigt. Hinweise und Richtlinien für die einzelnen Bereiche müssen aufeinander abgestimmt sein. Eine Vorgabe darf nicht im Widerspruch zu einer anderen stehen.

Ein Verpflegungskonzept bietet Informationen und Hilfen bei der Organisation und stellt für alle an der Pflege und Betreuung beteiligten Personen eine verbindliche Handlungsanleitung dar. Die in dem Konzept schriftlich verankerten Vorgaben zum Handeln in bestimmten Pflegesituationen sollen verhindern, dass Pflege und Betreuung in das Belieben einzelner Mitarbeiter gestellt werden. Sie bieten Mitarbeitern und Bewohnern Sicherheit und liefern Leitungsverantwortlichen Kriterien für Kontrollen.

Inhalte eines Verpflegungskonzepts sind zum einen ernährungsphysiologische Erkenntnisse und Informationen über den individuellen Bedarf an Flüssigkeit, Nährstoffen und Kalorien sowie Informationen über Ursachen von Fehl- und Mangelernährung. Zum anderen bietet ein Verpflegungskonzept organisatorische Richtlinien, Hinweise zur Unterstützung beim Essen und zur Gestaltung der Essumgebung (z. B. Temperatur, Gerüche, Geräusche oder Sitzordnungen).

Darüber hinaus sind in einem Verpflegungskonzept die Verantwortungsbereiche zu definieren. Es muss festgehalten werden, welche Personen, Berufsgruppen oder Fachbereiche einer Einrichtung welche Aufgaben haben, wem die Kontrolle der jeweiligen Handlungen obliegt und wie die Einhaltung der Vorgaben zu kontrollieren ist.

Das Arbeiten nach den Richtlinien eines jeweils an die aktuellsten Erkenntnisse angepassten Verpflegungskonzepts und mit Unterstützung eines Ernährungsteams ist nach Erfahrungen aus der Praxis eine der besten Möglichkeiten, eine angemessene Ernährung für alle Bewohner einer stationären Altenhilfeeinrichtung sicherzustellen.

10.2 Informationen und Empfehlungen für die Entwicklung eines Verpflegungskonzepts

Im Folgenden werden Informationen und Empfehlungen gegeben, auf deren Basis ein Verpflegungskonzept für die Versorgung von Demenzkranken entwickelt werden kann. Alle Vorschläge und Hinweise berücksichtigen die Rahmenbedingungen von stationären Altenhilfeeinrichtungen und sind größtenteils das Ergebnis praktischer Erfahrungen.

1. Rahmenbedingungen

Alle an der Pflege und Betreuung Beteiligten müssen die Ursachen und Auslöser für eine veränderte Nahrungs- und Flüssigkeitsaufnahme kennen und wissen, wie diesen zu begegnen ist. Die Veränderungen am und im menschlichen Körper, die Auswirkungen auf die Ernährungssituation alter und demenziell erkrankter Menschen haben und eine Intervention erforderlich machen, sollten deshalb im Verpflegungskonzept benannt werden.

Mit diesen Vorgaben und Informationen werden gleichzeitig die Rahmenbedingungen für das Handeln festgelegt und es wird ein einheitliches Vorgehen sichergestellt.

2. Empfehlungen für den Umgang mit verpflegungsrelevanten körperlichen Veränderungen im Alter und bei Demenz

Altersbedingte körperliche Veränderungen haben erfahrungsgemäß den größten Einfluss auf die Ernährung. Um darauf angemessen reagieren zu können, ist für jeden Menschen individuell festzustellen, welche Veränderungen vorliegen.

In etlichen Fällen kann die Konsultierung eines Arztes erforderlich sein. Für die Zusammenarbeit mit den behandelnden Ärzten sollten Vorgaben formuliert werden: Welche Personen sind für die Gespräche mit den Ärzten zuständig und in wessen Verantwortungsbereich fallen welche Gespräche? Die Leitungskräfte müssen sicherstellen, dass die Gespräche mit den Ärzten stattfinden.

Empfehlungen für das Reagieren auf nachlassende Sinnesempfindungen

- Die Speisen sollten übersichtlich angeordnet sein.
- Lebensmittelverpackungen dürfen nicht schwer zu öffnen und Speisen nicht schwer zu handhaben sein.
- Alle Speisen sollten in einer Form präsentiert werden, die ein Erkennen fördert (z. B. indem man eine Scheibe Brot zunächst unzerkleinert anbietet und erst bei Bedarf zerkleinert).
- Speisen kräftig würzen, z. B. mit Kräutern (Liebstöckel, Sellerie, Kümmel, Dill, Fenchel), um Geschmacksknospen und Geruchszellen zu stimulieren. Demenzkranke lehnen die Geschmacksrichtungen «salzig», «scharf» und «bitter» häufig ab und bevorzugen «süß».

- Leuchtende Farben beeinflussen die sensorische Qualität positiv.
- Bei Bedarf sollten flüssigere Speisen angeboten werden. Diese können besser geschluckt und im Vergleich zu festen Speisen besser geschmeckt werden.
- Gegebenenfalls Geschmacksverstärker (z. B. Fette, Speck) verwenden.
- Pflege- und Betreuungskräfte sollten mit einem Hörgeräteakustiker Kommunikationstechniken für schwerhörige ältere Menschen trainieren.

Empfehlungen für das Reagieren auf ein verändertes Bewegungsverhalten

- Die Bewohner sollten so lange wie möglich die Wege innerhalb der Einrichtung zu Fuß zurücklegen. Dazu ist eine Begleitung auszuwählen.
- Der Reduzierung der Muskelkraft ist mit gezielten Bewegungsübungen entgegen zu wirken. Die Übungen können entweder als separate Angebote durchgeführt oder in die tägliche Pflege eingebunden werden (Kap. 3.6).
- Die Verantwortlichen der Einrichtung müssen spezielle Methoden für die Bewegungsübungen auswählen.
- Rollstühle sollten nur in Ausnahmesituationen eingesetzt werden.
- Die Mahlzeiten sollten möglichst auf Stühlen am Tisch sitzend eingenommen werden.
- Sind Rollstühle erforderlich, müssen sie von der Einrichtung zur Verfügung gestellt werden. Die Einrichtung muss darauf achten, dass die Rollstühle dem Bedarf der Bewohner entsprechen.
- Die Einrichtung sollte geeignete Hilfsmittel zur Nahrungs- und Flüssigkeitsaufnahme vorhalten. Alle an der Pflege und Betreuung beteiligten Personen müssen in der Anwendung der Hilfsmittel geschult werden.
- Hilfsmittel dürfen nicht unkritisch bei allen Betroffenen, sondern immer als Ergebnis einer Einzelfallentscheidung eingesetzt werden.
- Geeignete Hilfsmittel sind so beschaffen, dass sie von den Betroffenen als Gebrauchsgegenstand erkannt und akzeptiert werden. Hilfsmittel, die in der Rehabilitation von Menschen mit einer Halbseitenlähmung eingesetzt werden, sind für demenziell erkrankte Menschen nur bedingt geeignet.
- Alle an der Pflege und Betreuung Beteiligten müssen Techniken beherrschen, mit denen die Betroffenen zur Bewegung motiviert werden. Die Betreuenden

müssen erkennen, wann eine Körperhaltung zu korrigieren ist, welche Methode zur Korrektur einzusetzen ist und mit welchen Mitteln eine Sitzposition unterstützt werden kann.

Empfehlungen, um den Energie-, Mineralstoff- und Vitaminhaushalt zu sichern

- Die Folgen eines Mangels an bestimmten Nähr- und Mineralstoffen oder Vitaminen sollten im Verpflegungskonzept beschrieben werden (vgl. MDS, 2003).
- Für die Anreicherung von Speisen und Getränken mit Kalorien, Mineralstoffen, Spurenelementen und Vitaminen sollten im Verpflegungskonzept Rezepte aufgeführt werden. Das Personal sollte wissen, wie Speisen angereichert werden können und beobachten, wann Supplemente erforderlich sind (s. u. Punkt 4).

Empfehlungen, um den Folgen einer gestörten Nahrungsverwertung und Flüssigkeitsaufnahme entgegenzuwirken

- Der Ernährungszustand muss erhoben werden.
- Zusammensetzung und Menge der aufgenommenen Nahrung müssen unter Berücksichtigung von Erkrankungen beobachtet und beurteilt werden. Isst z. B. ein Mensch mit bekannter Osteoporose selten Nahrungsmittel mit einem hohen Anteil an Vitamin D und Calcium und setzt sich zudem nie UV-Bestrahlung aus, ist das Fortschreiten der Osteoporose wahrscheinlich.

Hinweis: Ein Viertelliter fettarme Milch oder Buttermilch, ein Joghurt und zwei Scheiben fettarmer Käse pro Tag gewährleisten eine ausreichende Versorgung mit Calcium.

- Gegebenenfalls sollten Lichtquellen mit UV-Strahlung angebracht werden.
- Veränderungen des Verhaltens, der Ausscheidungen, der Haut oder andere Veränderungen müssen im Betreuungsteam thematisiert werden.
- Es muss ein Verfahren zur Berechnung der individuell erforderlichen Flüssigkeitsmenge bestimmt und festgelegt werden, wer für die Berechnung und Beurteilung des Ergebnisses verantwortlich ist.
- Die tägliche Trinkmenge ist in Absprache mit dem Arzt festzulegen.

- Für den Fall, dass die vereinbarte Trinkmenge unter- bzw. überschritten wird, müssen Maßnahmen formuliert sein.

Grundsätzliches zur Wechselwirkung zwischen altersbedingten Veränderungen und der Ernährungssituation von Demenzkranken

Neben speziellen Empfehlungen für einzelne Situationen gilt Folgendes für alle Situationen zu berücksichtigen:

- Neben körperlichen Veränderungen sind auch Veränderungen im Sozialverhalten zu beobachten.
- Diejenigen Veränderungen (körperliche, psychische und soziale), die jeweils Auswirkungen auf die Nahrungs- und Flüssigkeitsaufnahme der einzelnen Betroffenen haben, müssen notiert und beschrieben werden. Das erleichtert den Betreuenden eine gezielte Beobachtung der Betroffenen.
- Wichtige Bezugspersonen der Erkrankten sollten generell in die Versorgung und Betreuung einbezogen werden.
- Arzneimittel sollten hinsichtlich ihres Einflusses auf die Ernährung geprüft und die Medikation im Bedarfsfall mit den behandelnden Ärzten besprochen werden.

3. Empfehlungen für eine ausgewogene Ernährung alter Menschen in der Gemeinschaftsverpflegung

Im Allgemeinen gelten für alte und demenziell erkrankte Menschen die Grundsätze einer ausgewogenen, vollwertigen Ernährung. Darüber hinaus sollte sich der Speiseplan an den Essgewohnheiten der alten Menschen orientieren.

Eine Individualversorgung (ausgenommen: die Wunschkost schwer Kranker und Sterbender) ist mit den zur Verfügung stehenden personellen und wirtschaftlichen Ressourcen und unter den organisatorischen Rahmenbedingungen von Altenhilfeeinrichtungen nicht möglich. Die Küche steht damit vor der schwierigen Aufgabe, die Speisen und die Zubereitungsformen so zu wählen, dass damit die Anforderungen einer bedarfsgerechten Ernährung erfüllt werden und gleichzeitig den unterschiedlichen Geschmäckern der Bewohner nachgekommen wird.

Vor diesem Hintergrund werden im Folgenden Empfehlungen für eine ausreichende Nährstoff-, Vitamin- und Mineralstoffzufuhr gegeben. Dabei wird die besondere Situation der Gemeinschaftsverpflegung berücksichtigt.

Kohlenhydratzufuhr

Kohlenhydrate sollten mindestens 50 Prozent der Gesamtenergiezufuhr ausmachen und vor allem als komplexe Kohlenhydrate (stärke- und ballaststoffreich) aufgenommen werden. Für die Verpflegung zu empfehlen sind:

- Graubrot, Vollkorntoast, Weizen- und Roggenvollkornbrot aus fein gemahlenem Mehl oder feine Getreideflocken
- Grießbrei mit Vollkorngrießanteil
- Nudeln aus mittel gemahlenem Mehl (Type 1050)
- Kartoffeln (häufig anbieten)
- Kuchen mit Vollkornmehlanteil oder Mehl Type 1050 herstellen.

Fettzufuhr

Fett sollte 30 Prozent der täglich aufgenommenen Nahrungsenergie ausmachen, davon 7 bis10 Prozent gesättigte Fettsäuren, 10 bis 15 Prozent einfach ungesättigte und 7 bis 10 Prozent mehrfach ungesättigte Fettsäuren.

Empfehlungen für die Praxis:

- sparsame Verwendung von Lebensmitteln mit versteckten Fetten
- bei der Speisenzubereitung Fett sparsam verwenden
- Fleisch häufiger als Wurst anbieten
- möglichst häufig Fisch anbieten
- für die Speisenzubereitung Pflanzenöle verwenden (besonders empfehlenswert: Raps- oder Sojaöl).

Bei der Verwendung von Fett ist zu beachten, dass fettreiches Essen:
- Verdauungsbeschwerden hervorrufen kann
- zur Gewichtszunahme führen kann
- schnell sättigt und damit eine zu geringe Aufnahme von Nährstoffen fördert.

Andererseits kann Fett erforderlich sein, das Körpergewicht zu halten oder zu erhöhen. Fett ist deshalb immer in Abhängigkeit von den individuellen Erfordernissen zu verwenden.

Eiweißzufuhr

Etwa 15 Prozent der täglich aufgenommenen Nahrungsenergie sollen aus Eiweiß bestehen. Der Proteinbedarf hängt jedoch auch vom Körpergewicht ab und steigt im Alter möglicherweise an.

Empfehlungen für die Praxis:

- 200 ml fettarme Milch, Buttermilch, Kefir oder Joghurt: täglich
- 150 g Seefisch: wöchentlich
- 100 g Fleisch: 2 bis 3-mal wöchentlich
- Wurst, Käse: 3 bis 4-mal wöchentlich
- Eier: 2 bis 3-mal wöchentlich.

Zu bevorzugen sind fettarme Milchprodukte, Fisch, mageres Fleisch und pflanzliche Eiweißträger.

Tierisches und pflanzliches Eiweiß sollten kombiniert werden, z. B. in Kartoffel-Ei-Gerichten oder Getreide-Milchspeisen.

Vitamin- und Mineralstoffzufuhr

Lebensmittel, die zu einer guten Vitamin- und Mineralstoffversorgung beitragen, sind:

- Vollkorngetreide und daraus hergestellte Produkte
- Kartoffeln, Hülsenfrüchte, Nüsse, Milch, Milchprodukte, Käse
- Fleisch, Geflügel, Innereien (Innereien bedingt wegen des Schadstoffgehalts)
- Fisch und Pflanzenöle.

Empfehlungen für die Praxis:

- fein gemahlenes Vollkornmehl oder mittel ausgemahlenes Mehl (Type 1050) verwenden
- fein gemahlene Nüsse z. B. Soßen und Getreidespeisen beimengen
- zerkleinertes oder gemixtes Obst mit Milch, Quark- oder Joghurt mischen
- Gemüse als Suppe, Soße, Eintopf oder als Beilage zu Fleisch reichen
- 2 bis 3-mal wöchentlich Fleisch anbieten
- mindestens einmal wöchentlich Seefisch, zusätzlich eingelegten oder geräucherten Fisch anbieten
- für die Speisenzubereitung grundsätzlich Pflanzenöl verwenden

(vgl. aid/DGE, 2003).

Empfehlungen für ein ausgewogenes und schmackhaftes Speisenangebot

- Das Speisen- und Getränkeangebot sollte abwechslungsreich sein. Die gleichen Gerichte sollten in einem Abstand von nicht weniger als 6 bis 8 Wochen angeboten werden.
- Es sollten den Bewohnern bekannte Gerichte angeboten werden. Dazu könnten Gerichte aus der entsprechenden Generation (z. B. Eintöpfe, Kartoffelgerichte, Mehl- und Milchspeisen, Puddings) und der jeweiligen Heimatregion (z. B. Himmel und Erde, Maultaschen o. Ä.) ausgewählt werden.
- Das Essen sollte gut gewürzt, aber nicht sehr salzig, sauer oder bitter sein. Zum Würzen sind vorrangig frische Kräuter einzusetzen.
- Die Vorliebe für Süßes bei Demenzkranken kann für Speisenzusammensetzungen genutzt werden (z. B. mit Sirup gesüßte Fleischsoßen). Das entspricht vielleicht nicht allgemeingültigen Vorstellungen, wird aber von den Kranken gern gegessen.

Im Verpflegungskonzept sollten Vorgaben gemacht werden, die es ermöglichen, den individuellen Ernährungswünschen der Demenzkranken nachzukommen (z. B. das Bereitstellen einer «süßen Soße»), ohne die Küche zu überfordern.

- Demenzkranken sollten häufiger Süßspeisen angeboten werden (möglichst als zweites Tagesgericht und nicht als ausschließliches Tagesangebot für alle Bewohner).
- Auf die richtige Konsistenz der Speisen ist zu achten: Harte Lebensmittel sind durch weichere oder pürierte Produkte zu ersetzen, ohne dass die Vielfalt eingeschränkt, auf bestimmte Lebensmittelgruppen verzichtet oder die Ernährung durch «Weichkochen» nährstoffärmer wird.

(Anregungen dazu, wie ein Vollkostmenü in ein Fingerfood-Menü oder eine pürierte Mahlzeit abgewandelt werden kann, bieten z. B. Biedermann/Hoffmann, 2005:207-215).

Flüssigkeitsbedarf

Im Verpflegungskonzept ist die Führung eines Trinkplanes zu verankern. Ein solcher Plan stellt sicher, dass das Standardangebot an Getränken zu und zwischen den Mahlzeiten grundsätzlich den erforderlichen Flüssigkeitsbedarf deckt. Über die tatsächliche Trinkmenge einer einzelnen Person geben Trinkprotokolle Auskunft (vgl. Kap. 3.3: Der Flüssigkeitsbedarf im Alter, und Kap. 9: Das Trink-Förder-Konzept des Alzheimer Tageszentrums in Wetzlar)
Zu allen Mahlzeiten sollten Getränke gereicht werden. Außerhalb der Mahlzeiten können z. B. im Speiseraum Getränke auf den Tischen bereitstehen. Das Personal sollte die Bewohner immer wieder zum Trinken zu animieren.

4. Empfehlungen zur Sicherung des Nährstoff- und Energiebedarfs von Demenzkranken

Bei hohem Energiebedarf des Betroffenen muss die Küche Lebensmittel mit hoher Nährstoff- und hoher Energiedichte anbieten. Gleichzeitig dürfen die Portionen nicht groß sein.
Bei abnehmendem Energiebedarf müssen alte Menschen ebenfalls hochwertiger essen, um einen Mangel zu vermeiden. Sie benötigen allerdings Lebensmittel mit einem niedrigen Energiegehalt, jedoch hoher Nährstoffdichte.
Können mit einer normalen Ernährung die benötigten Nähr- und Energiestoffe nicht mehr zugeführt werden, ist Zusatznahrung erforderlich.

Empfehlungen für eine bedarfsgerechte Energiezufuhr

- Im Verpflegungskonzept sollte als Leitlinie für die Küche ein Durchschnittswert für das Tagesangebot an Kalorien und Nährstoffen festgelegt werden. Empfohlen werden 1800 Kilokalorien.
- Verändert sich bei Bewohnern das Gewicht (Kap. 4.1), sind entsprechende Anpassungen – als hochkalorische oder reduzierte Kost – zu vereinbaren.
- Mangelernährten Menschen sollten kalorienreiche Miniportionen zu den Haupt- und Zwischenmahlzeiten angeboten werden. (Beispiele für energiereiche Snacks und Aufbaunahrung findet man z. B. bei Crawley, 2005:69; Lärm, 2005:118-120)
- Eine Gewichtsreduktion darf nur unter engmaschiger ärztlicher Kontrolle erfolgen, um das Risiko einer Mangelernährung zu vermeiden. Übergewicht erhöht erst ab einem Body-Mass-Index (BMI) über 40 die Mortalität im Alter. Mäßiges Übergewicht im höheren Alter verliert daher an Bedeutung.

Miniportionen und Zwischenmahlzeiten – nachahmenswerte Beispiele aus der Praxis

In einer schwedischen Studie wurde eine erhöhte Energie- und Nährstoffaufnahme bei geriatrischen Patienten festgestellt, wenn ihnen anstelle der standardmäßigen Krankenhauskost kleinere, aber energie- und eiweißangereicherte Mahlzeiten angeboten wurden. Die Menge entsprach einer halben, der Energie- und Nährstoffgehalt durch Anreicherung jedoch einer ganzen Portion der Standardkost. Die Testmenüs wurden mittags und abends serviert und umfassten jeweils verschiedene kleinere Komponenten wie Vorspeise, Suppe, Hauptgang und Nachtisch (Lorefält et al., 2005).

Im Richard-Bürger-Heim in Stuttgart gibt es zwischen den Mahlzeiten ständig «öffentliche Angebote» wie Süßigkeiten, Obst, Brezeln oder Hefezopf. Bei mobilen demenzkranken Menschen geht man dort von einem Kalorienbedarf von bis zu 2500 Kilokalorien aus, im Bedarfsfall auch darüber hinaus (Trede-Kretzschmar, 2005).

Das Für und Wider von Flüssignahrung und Ergänzungsmitteln

Größere Gewichtsverluste sind häufig sehr schwer mit einer herkömmlichen Kost zu beeinflussen, auch wenn sie energiereich ist und nach allen Regeln der Kunst zubereitet und präsentiert wird. Dann kann versucht werden, mit Zusatznahrung («Astronautenkost») zusätzlich Energie und Nährstoffe zu verabreichen. Entweder wird die Trinknahrung selbst hergestellt, zum Beispiel auf der Basis von Milchprodukten mit Früchten und Gemüse, oder es werden kommerzielle Nährstoffsupplemente eingesetzt. Lediglich für Patienten mit schwerem Diabetes mellitus oder Niereninsuffizienz ist der Einsatz hochenergetischer elektrolytreicher Zusatznahrung nicht geeignet (aid/DGE, 2003:II-19).

Mehrere Studien belegen, dass mit energie- und nährstoffreicher Flüssignahrung die Nährstoffzufuhr und der Ernährungszustand von geriatrischen Patienten verbessert werden kann (Volkert, 1997:256). In einer Studie mit demenzkranken Menschen wurde eine Zunahme der Muskelmasse nach nur dreimonatiger Einnahme eines energie- und eiweißreichen Nahrungsergänzungsmittels nachgewiesen (Lauque et al., 2004).

Nahrungsergänzungsmittel können kurzfristig sinnvoll sein, um die Nährstoffaufnahme zu erhöhen. Eine längere Verwendung ist jedoch nicht unproblematisch. Die Ergänzungsmittel sind sehr teuer und wegen der zugesetzten Nährstoffe geöffnet nicht lange haltbar. Außerdem schmecken sie vielen Betroffenen nicht.

Empfehlungen für eine «natürliche» Erhöhung der Energiezufuhr

Nahrungsmittel, die die Betroffenen am liebsten essen, sollten mit kalorienreichen Produkten (Butter, Sahne, Schmelzkäse, Mascarpone, Zucker, Sirup, Soßen) angereichert werden.

Käse enthält zusätzliches Protein und Kalorien und kann zum Beispiel Nudel- oder Reisgerichten, Soßen oder Suppen zugesetzt werden.

Empfehlungen für den Einsatz von Zusatznahrung

- Es sollten industriell hergestellte Produkte gesichtet werden.
- Altenhilfeeinrichtungen sollten Pflegenden, Betroffenen und Angehörigen eine fortlaufende Ernährungsberatung sicherstellen und die Notwendigkeit zur Beratung im Verpflegungskonzept festlegen.
- Es sollte geprüft werden, ob Zusatznahrung in der Einrichtung hergestellt werden kann.

5. Darreichungsformen der Speisen für Demenzkranke

Ob demenzkranke Menschen essen und trinken, hängt auch davon ab, wie ihnen die Mahlzeiten präsentiert werden.

Die angebotenen Speisenkomponenten müssen gut erkennbar sein und in einer Form angeboten werden, die auch bei motorischen Einschränkungen ein weitgehend selbstständiges Essen ermöglicht.

Fingerfood

Wenn Erkrankte kaum noch mit Besteck essen können, Hilfe nicht akzeptieren oder von sich aus mit den Händen essen, sollte ihnen Fingerfood angeboten werden. Fingerfood fördert die Unabhängigkeit, Selbstachtung, Auswahl und Autonomie bei der Nahrungsaufnahme.

Fingerfoodtauglich ist Essen, das eine geeignete Konsistenz (nicht zu hart, nicht zu weich) und Temperatur (Raumtemperatur, nicht zu heiß) hat und in ein bis zwei Bissen (nicht zu klein) gegessen werden kann. Es darf keine Knochen oder Gräten haben.

Mit Fingerfood kann die verzehrte Nahrungsmenge leichter kontrolliert werden.

Fingerfood ist eine gute Alternative für demente Bewohner, die viel umherwandern («eat by walking») und unruhig sind, wenn sie sich zum Essen setzen sollen.

Fingerfood sollte vom jeweiligen Tagesmenü abgeleitet werden können, um den zusätzlichen Aufwand für die Küche so gering wie möglich zu halten (z. B. Fleisch, Geflügel, Wurst oder Gemüse in mundgerechte Stücke geschnitten, Pommes frites, Kartoffelscheiben).

Empfehlungen für das Anbieten zerkleinerter oder pürierter Nahrung

- Ist es aus Krankheitsgründen nötig, Speisen zerkleinert zu verabreichen, sollte als Orientierungshilfe ein unzerkleinerter Bestandteil der jeweiligen Speisenkomponente dazugelegt werden, damit der Bewohner einen Bezug zum ursprünglichen Lebensmittel herstellen kann.

- Muss das Essen püriert werden, ist es wichtig, die frisch zubereitete Mahlzeit erst kurz vor dem Verzehr zu zerkleinern, damit wichtige Nährstoffe, Geruch und Farbe weitgehend erhalten bleiben.

- Das Auge isst mit! Pürierte oder passierte Speisen können z. B. mit Hilfe entsprechender Schablonen (z. B. Fisch oder Obstformen) annähernd in eine passende Form gebracht und ansprechend serviert werden. Solche Speisen werden eher akzeptiert als diejenigen, deren Ursprung nicht mehr erkennbar ist.

- Bei Kauproblemen sollte immer wieder überprüft werden, ob die Betroffenen wieder festere Kost essen können. Speisen können so besser wahrgenommen und die Kautätigkeit wie auch der Speichelfluss angeregt werden.

6. Konsistenzstufen der Ernährung bei Schluckstörungen

Je nach Konsistenz der Nahrung oder Flüssigkeit ist die Gefahr des Verschluckens (Kap. 4) größer. Mit entsprechender Änderung der Konsistenz kann diese Gefahr eingedämmt werden. Dazu einige Hinweise:

- Bei allen Bewohnern ist während des Essens und Trinkens eine angemessene Körperhaltung (s. u. Punkt 14) sicherzustellen, auch bei denjenigen, die über eine Sonde ernährt werden.

- Nahrung und Flüssigkeit müssen je nach Ausmaß der Einschränkung in unterschiedlichen Konsistenzstufen[19] angeboten werden. Eine Schluckstörung zeigt sich häufig bei Lebensmitteln in einer gemischten Konsistenzform (z. B. Suppe mit Einlagen, Joghurt mit Obstteilen). Zum Verschlucken kommt es auch, wenn der Nahrungsbrei im Mund zusätzlich durch Flüssigkeit verdünnt wird.

Empfehlungen für die Konsistenzstufen von Flüssigkeit

- Dünnflüssig für Personen ohne Einschränkung.

- Dünnflüssig und kalt für Personen mit leichter Schluckstörung. Mit Kaltgetränken kann der Schluckreflex eher ausgelöst werden, als mit warmen Getränken.

- Leichtflüssig (nektarartig) und ohne Fruchtfleisch für Personen, deren Schluckstörung ausgeprägt ist und denen die Umstellung von festen auf flüssige Komponenten während einer Mahlzeit Probleme bereitet

- Dickflüssig in der Konsistenz von Honig und ohne feste Bestandteile (keine Fruchtstücke in Trinkjoghurt geben) für Personen, deren Schluckstörung die

---

19 Vgl. BestCon Food GmbH, Birkenstraße 15, 28195 Bremen, www.bestcon-food.de: Findus-Konsistenzstufenplan, Produktinformation

nächste Stufe erreicht. Es sind Getränke anzubieten, die nicht zu Verschleimungen führen und keinen hohen Säuregehalt haben.

- Dickflüssig in der Konsistenz von flüssigem Kartoffelbrei als letzte Konsistenzstufe.

Auch bei fester Nahrung ist die Konsistenzstufe ein Mittel, um Verschlucken zu verhindern.

Empfehlungen für die Konsistenzstufen von fester Nahrung

- Bei einer leichten Schluckstörung kann der Speisebrei auch festere Bestandteile enthalten. Grundsätzlich bietet sich weiche, im Gaumen zerdrückbare Kost an.
- Personen mit einer ausgeprägten Schluckstörung sollte eine faserfreie, glatte, sehr fein passierte, homogene und möglichst kalte Kost (s. o.) angeboten werden.
- Je nach Ausprägung der Schluckstörung sollte die Konsistenz in Abstufung immer fester werden. Es sollten keine festen Nahrungsbestandteile enthalten sein.

Achtung bei folgenden Nahrungsmitteln!

Kokosflocken, Mandeln oder Fruchtfleisch sind als Bestandteil oder als Dekoration eines Puddings für Menschen mit einer beginnenden Schluckstörung ungeeignet. Die Art und Weise der Dekoration von Speisen für Menschen mit Schluckstörungen sollte im Verpflegungskonzept vorgegeben werden.

Faseriges Fleisch (z. B. Geflügel, bestimmter Fisch) ist auch zerkleinert ungeeignet. Kräuter auf Kartoffeln oder Suppen mit Einlagen sind ebenfalls Speisen in einer Mischkonsistenz.

7. Diätetische Einschränkungen im Alter

Mit zunehmendem Alter können Erkrankungen spezielle Diäten erforderlich machen. Das bedeutet meist eine Reduktion von Salz, Kohlenhydraten oder Fett. Fette sind wichtige Geschmacksträger. Eine Fettreduktion bei gleichzeitiger Einschränkung von Salz und Zucker kann zusammen mit alters- und arzneimittelbedingten Beeinträchtigungen des Geschmacks- und Geruchssinns die Kost eintönig und fade machen. Das Essen schmeckt nicht und wird kaum angerührt.

Nicht alle Ernährungstherapien zeigen die erwünschte Wirkung. So lassen sich erhöhte Cholesterinwerte durch eine Fettreduktion nur um 10 bis 15 Prozent senken und viele Menschen mit Bluthochdruck sprechen nicht auf eine salzarme Diät an (Thomas, 1999).

Nach den Diabetes-Leitlinien für ältere Menschen, herausgegeben von der Deutschen Diabetes-Gesellschaft (DDG) und der Deutschen Gesellschaft für Geriatrie (DGG), ist der Nutzen einer spezifischen Diabeteskost insbesondere bei Heimbewohnern nicht gesichert. Stattdessen sollte den Diabetikern eine ausgewogene, bedarfsangepasste Mischkost entsprechend den Empfehlungen der Deutschen Gesellschaft für Ernährung (DGE) angeboten werden (Scherbaum/Kiess, 2004:44).

Oberstes Ziel der Diabetestherapie im Alter sollte es sein, Komplikationen und Folgeschäden hinauszuzögern, belastende Krankheitssymptome (z. B. Schmerzen bei diabetischen Neuropathien) zu beseitigen und schweren Stoffwechselentgleisungen (Unter- und Überzuckerung) vorzubeugen.

Empfehlungen für die Ernährung von Diabetikern

Bei Diabetikern ist die genaue Beobachtung von Anzeichen für stark erhöhte oder erniedrigte Blutzuckerwerte (z. B. Durst, große Harnmengen, Müdigkeit, Durchfälle und Bauchschmerzen, Übelkeit, Erbrechen oder Bewusstseinstrübung; Wojnar, 2006:24) wichtiger als ein restriktives Diätregime. Bedeutend sind regelmäßige Blutzuckerkontrollen und eine individuell angepasste medikamentöse Einstellung der Blutzuckerwerte. Über den Tag verteilt sollten mehrere kleine Mahlzeiten in nicht zu großen Abständen (insbesondere zwischen Spätmahlzeit und Frühstück) angeboten werden.

Vorsicht mit Süßstoff. Eine Diabetes-Diät beschränkt sich nicht selten auf den Austausch von Zucker in allen Süßspeisen für alle Bewohner. Das führt dazu, dass Personen, die sich fast ausschließlich von Süßspeisen ernähren, Kalorien aus Kohlenhydraten fehlen. Mitunter kommt es durch die Zuckeraustauschstoffe zu Verdauungsproblemen (z. B. Blähungen, dünnflüssige Stuhlgänge).

Der Einsatz von Süßstoffen sollte ausschließlich indikationsbezogen und auf ärztliche Anweisung hin erfolgen. Für Gemeinschaftsverpflegungsbetriebe besteht generell die Pflicht, hinzugefügte Zusatzstoffe – und dazu zählen Süßstoffe – kenntlich zu machen.

Empfehlungen für spezielle Kostformen

- Im Verpflegungskonzept sollten diejenigen Kostformen beschrieben werden, die unter Berücksichtigung der personellen und finanziellen Rahmenbedingungen der jeweiligen Altenhilfeeinrichtung angeboten werden können.
- Grundsätzlich angeboten werden drei Kostformen: Vollkost, leichte Vollkost und die Diabetes-Diät (notwendig nur bei Typ-2 Diabetikern, die mit Insulin behandelt werden).
- Im Verpflegungskonzept sollte festgehalten werden, wie demenziell erkrankte Menschen mit einer zusätzlichen Erkrankung, die eine Diät erforderlich macht, verpflegt werden können.
- Es muss festgelegt werden, ob und wie die Küche die benötigten Sonderkostformen selbst herstellen kann. Falls nicht, müssen Einzeldiäten eingekauft werden.

Grundsätzlich sollten Diäten bei alten und demenziell erkrankten Menschen nicht unkritisch angeboten werden. Mitunter kann es sinnvoll sein, darauf zu verzichten.

8. Haupt- und Zwischenmahlzeiten

Für alte Menschen sind längere Mahlzeitenpausen problematischer als für jüngere. Zudem fällt es ihnen oft schwer, größere Mengen auf einmal zu essen. Deshalb müssen im Tagesverlauf mehrmals kleine Mahlzeiten angeboten und außerhalb der Mahlzeiten Speisen und Getränke bereitgehalten werden. Neben den drei Hauptmahlzeiten Frühstück, Mittagessen und Abendessen sind im Tagesangebot verbindlich für alle Bewohner Zwischenmahlzeiten und Zusatzangebote zu verankern:

- Frühkaffee (ggf. mit einem Keks o. Ä.), Zwischenmahlzeiten am Vormittag, Nachmittagskaffee (mit Gebäck oder Kuchen), eine Spätmahlzeit
- Obst, kleine Snacks und Getränke sollten ständig (auch nachts) verfügbar sein.
- Falls erforderlich sollte hochkalorische Trinknahrung (s. o. Punkt 4) zwischen den Mahlzeiten und/oder am Abend verabreicht werden, um damit während der Hauptmahlzeiten nicht die spontane Nahrungsaufnahme zu beeinträchtigen.

9. Essenszeiten

Bei den in der Gemeinschaftsverpflegung notwendigen zeitlichen Vorgaben für die Mahlzeiten müssen ernährungsphysiologische und medizinische Anforderungen berücksichtigt werden (z. B. Nahrungskarenzzeiten), die alten Menschen müssen genügend Zeit zum Essen und Trinken haben und die Arbeit und Organisation muss von allen Verantwortlichen zu bewältigen sein.

Die Strukturierung des Tages durch feste Essenszeiten bietet insbesondere Demenzkranken eine zusätzliche Orientierung und Sicherheit.

Empfehlungen für die Planung

- Die Mahlzeiten sind gleichmäßig über den Tag zu verteilen. Festgelegte Essenszeiten sind für Bewohner und Mitarbeiter wichtig. Die Zeiten sind auch Rahmenbedingung für die Arbeitsablauforganisation und die Personaleinsatzplanung in den Küchen.

- Bei der Festlegung der Essenszeiten sollte man sich an den maximalen Nahrungskarenzzeiten von zwölf Stunden (bei diagnostiziertem Diabetes max. 10 Stunden) orientieren. (Eine Flexibilität bezüglich der Zeiten der Mahlzeiteneinnahme einzelner Bewohner muss gewahrt bleiben.)

Empfehlenswerte Zeiträume für das Speisenangebot

Frühkaffee	ab 05.00 Uhr
Frühstück	07.30–09.00/09.30 Uhr
Zwischenmahlzeit	ca. 10.00–11.00 Uhr
Mittagessen	12.00–13.00 Uhr
Nachmittagskaffee	ca. 15.00–16.00 Uhr
Abendessen	18.00–19.00/19.30 Uhr
Spätmahlzeit	ab 21.00 Uhr und die ganze Nacht

10. Kontinuierliche Verfügbarkeit und Hygiene

Demenziell erkrankten Bewohnern kontinuierlich Speisen und Getränke zur Verfügung zu stellen, birgt hohe Anforderungen an das Hygienekonzept. Um gesundheitliche Risiken zu vermeiden, sind die Hygienebestimmungen zwingend einzuhalten. Sehr wichtig sind die Temperaturvorgaben für warm zu haltende oder zu kühlende Lebensmittel.

Unbeaufsichtigtes Bereitstellen von Speisen ist problematisch. Unter hygienischen Gesichtspunkten ist es besser, im Wohnbereich ein Angebot vorzuhalten, aus dem das Pflegepersonal den Bewohnern gezielte Vorschläge machen kann.

11. Möglichkeiten einer bewohnerorientierten Speisenpräsentation und der Unterstützung bei der Auswahl

Um den individuellen Vorlieben weitestgehend gerecht werden zu können, sind grundsätzlich zu allen Mahlzeiten Wahlmöglichkeiten anzubieten. Dabei ist zu beachten, dass demenziell erkrankte Menschen nicht mehr anhand von Speisenplänen oder mündlichen Informationen das gewünschte Gericht auswählen können. Sie ‹wählen› durch Ablehnung, zum Beispiel indem sie den Mund nicht öffnen, indem sie ausspucken, was ihnen nicht schmeckt, indem sie nicht kauen oder schlucken, indem sie Besteck oder Trinkgefäß zur Seite schieben oder gar wegschlagen. Demenzkranke müssen deshalb sehr genau beim Essen und Trinken beobachtet werden.

Grundsätzliche Empfehlungen für das Speisenangebot

- Beim Frühstück und Abendessen sollten die Bewohner zwischen mehreren Brot- und Brötchensorten, verschiedenen Wurst- und Käseangeboten, zusätzlichen warmen und kalten Komponenten und verschiedenen Warmgetränken auswählen können.

- Beim Mittagessen können die Vollkost und leichte Vollkost (sofern es sich um jeweils eigenständige Menüs handelt) als Wahlmenüs ausgewiesen werden.

- Die Auswahl muss unmittelbar vor der Mahlzeiteneinnahme möglich sein. Langfristig angelegte Systeme (z. B. Bestellungen ein bis mehrere Tage im Voraus) sind nicht kundenorientiert und überfordern die Bewohner.

- Um die Auswahl des Menüs zu erleichtern, sind «Beispielteller» zu richten.

Zufriedenheitsbefragungen und Wohlbefindensbeobachtungen

Um die Qualität der Speisen und Getränke sowie die Atmosphäre bei den Mahlzeiten an die Wünsche und Bedürfnisse der Bewohner anzupassen, könnten auch mit Dementen Zufriedenheitsbefragungen durchgeführt werden. Allerdings müssen Fragen und Fragesituation an die Befindlichkeit der befragten dementen Person angepasst werden. Gegebenenfalls müssen für sie andere Kriterien zur Beurteilung der Zufriedenheit angelegt werden. In die Beurteilung einzubeziehen sind Beobachtungsergebnisse (z. B. über das Essverhalten, die Verzehrmenge). (Vgl. Gregor, 2005)

Köche und Mitarbeiter der Küche sollten regelmäßig in den Wohnbereichen präsent sein. Beschwerden ist unmittelbar nachzugehen. (Vgl. Kneubühler, 2005)

Empfehlungen zur Unterstützung der Speisenauswahl Demenzkranker

- Dementen Bewohnern sollten zusätzlich verschiedene Gemüse- und Stärkebeilagen angeboten werden.

- Lehnen Demenzkranke das Essen ab, müssen ihnen weitere Komponenten der jeweiligen Mahlzeit angeboten werden, um herauszufinden, was ihren Geschmack trifft. Dazu können unterschiedliche Speisenkomponenten – jeweils als «Miniportionen» – angeboten werden.

- Bei der Präsentation ist die Temperatur der angebotenen Speisen und Getränke zu beachten. Verbrühen Demenzkranke sich beispielsweise an zu heißem Kaffee, empfinden sie Schmerzen, erkennen aber häufig nicht, dass die Ursache das zu heiße Getränk ist. Unter Umständen versuchen sie ein weiteres Mal, den Kaffee zu trinken und verbrühen sich erneut.

- Im Verpflegungskonzept sollte festgelegt werden, wie Speisen zu servieren sind. Demenzkranke überfordert es, wenn ihnen alle Komponenten einer Mahlzeit gleichzeitig angeboten werden. Die einzelnen Komponenten müssen nacheinander und in einer bestimmten Reihenfolge präsentiert werden. Steht das Dessert vor der Suppe auf dem Tisch, kann es passieren, dass Bewohner dies bereits vor der Hauptmahlzeit essen und ihre Mahlzeit als beendet betrachten.

Empfehlungen für ein wirtschaftlich orientiertes Speisenangebot

- Die Wahlmöglichkeiten sollten mit Blick auf Wareneinsatz und Herstellungsaufwand angemessen gestaltet werden.

- Angebotsbreite und Auswahlmöglichkeiten für die einzelnen Mahlzeiten sollten im Verpflegungskonzept festgelegt werden.

- Um den Herstellungsaufwand für die Küche in einem personell und organisatorisch realisierbaren Rahmen zu halten, wird zu einer Wahlmöglichkeit zwischen zwei Menüs oder zu einer freien Komponentenwahl zwischen den einzelnen Menükomponenten geraten. Insgesamt sollte es eine Auswahl zwischen jeweils 2 bis 3 Gemüse- und Stärkebeilagen geben.

Empfehlungen für ein angemessenes Verteil- und Präsentationssystem

Klassische Tablett- und Selbstbedienungssysteme sind in der Regel ungeeignet. Das Verteilsystem muss die Präsentations- und Auswahlmöglichkeit direkt beim Essensgast und unmittelbar vor der Mahlzeiteneinnahme gewährleisten. Dazu ist Folgendes zu empfehlen:

- Geeignete Systeme sind das begleitete Buffetsystem bzw. der Schüssel- oder Plattenservice.

- Mobile Buffets, mit denen zum Essensgast gefahren wird, müssen die Hygieneanforderungen erfüllen und mit einem Hustenschutz ausgestattet sein.

- Alle Systeme erfordern Servicekräfte, die Unterstützung und Hilfestellung anbieten.

- Mehrere Gänge einer Mahlzeit müssen nacheinander serviert werden.

- Für das Speisenangebot von Demenzkranken sollten mehrere unterschiedliche Präsentationsformen zur Verfügung stehen (z. B. klein geschnitten, passiert, püriert, Fingerfood, Klappstulle).

12. Bestellsysteme

Das Bestellsystem einer stationären Altenhilfeeinrichtung unterscheidet sich danach, ob sich die Produktionsküche in der Einrichtung befindet oder nicht. Eine fehlende Produktionsküche erschwert die Organisation und erfordert langfristige Planung. Kurzfristige Änderungen sind nur in Ausnahmefällen möglich. Der geringeren Flexibilität muss mit einer entsprechenden Vorratshaltung entgegengewirkt werden.

Empfehlungen

- Es sollte ein individuelles Bestellsystem entwickelt werden, das an die jeweilige Organisationsstruktur angepasst ist.

- Bestellsysteme sollten eine Kontrollebene aufweisen. Sind die Lagerbestände zu groß, verursacht das zusätzliche Kosten.

13. Gestaltung von Essplatz und Umgebung

Bewohner stationärer Einrichtungen können ihre Mahlzeiten entweder in einem zentral gelegenen Hausrestaurant, in speziellen Bereichen ihrer Wohnetage oder in ihren Zimmern einnehmen. Neuere Konzepte gehen weg von zentralen Speiseräumen.

Die für die Verpflegung zuständigen Mitarbeiter müssen dafür sorgen, dass es zwischen den einzelnen Situationen der Mahlzeiteneinnahme keine Qualitätsunterschiede gibt. Dabei ist Grundsätzliches zu berücksichtigen:

- Sicherstellen einer Wahlmöglichkeit für alle Bewohner

- Sicherstellen, dass der Bewohner in den Speiseraum findet

- Ausweichmöglichkeiten für Bewohner sicherstellen, die nicht mehr stillsitzen können (Essenstationen, Nachtcafé)

- Festlegen der Präsentationsweise der Speisen

- Festlegen, wer für die Unterstützung bei der Mahlzeiteneinnahme zuständig ist

- Anknüpfen an bisheriges Wohnen; Möglichkeit zur Mitarbeit in der Küche (Kuhn/Radzey, 2005)

Hinweis: Zur Gestaltung von Essräumen für Demenzkranke findet man Hinweise bei gemeinnützigen Organisationen (z. B. Demenz Support Stuttgart www.demenz-support.de/, Deutsche Expertengruppe Demenz (Lärm, 2005), apetito www.apetito.de/).

Empfehlungen für die Gestaltung des Essplatzes

Je nach Raumkonzept der Altenhilfeeinrichtung sind die Tische in den Essbereichen unterschiedlich groß und die Platzzahl je Tisch variiert. Die Größe der Tische beeinflusst die Ablauforganisation während der Mahlzeiten und die Wahl des Sitzplatzes. Nicht immer möchten Bewohner alleine oder in einer größeren Gesellschaft sitzen. Für die Gestaltung des Essplatzes ist Folgendes zu empfehlen:

- Individuelle Vorlieben sollten durch Nachfragen und Beobachten ermittelt werden.
- Die Esstische müssen stabil sein, damit die Bewohner sich daran hochziehen und sie als Stütze beim Stehen nutzen können.
- Der Platz für den einzelnen Bewohner sollte ausreichend sein, damit sich niemand bedrängt fühlt. Die Tischgröße beträgt für zwei Personen 80 mal 80 Zentimeter, für vier Personen nicht weniger als 140 mal 80 Zentimeter.
- Die Stühle müssen standfest sein, dürfen nicht schwingen oder kippen und keine schräg nach außen stehenden Stolperfüße haben. Sie müssen leicht und geräuschlos über den Bodenbelag zu bewegen sein, sollten optisch gut erkennbare Armlehnen zum Abstützen haben und leicht zu reinigen sein. Die Vorderkante sollte abgerundet sein und über eine körpergerecht geformte Sitzschale verfügen.
- Die Tischdekoration ist idealerweise essbar und stellt keine Gefährdung für demenziell erkrankte Bewohner dar.
- Bei einem Tablettsystem muss das Tablett vom Platz der Bewohner abgeräumt werden.
- Bei einem Schüsselsystem ist die Art und Weise der Unterstützung durch hauswirtschaftliche Kräfte oder Präsenzkräfte festzulegen.
- Im Verpflegungskonzept ist festzulegen, wie ein Essplatz einzudecken ist.
- Den Bewohnern werden Servietten angeboten. Auf einen Kleiderschutz aus Frottee oder abwaschbarem Material sollte verzichtet werden.
- Es sollte ausschließlich intaktes Geschirr mit einem einheitlichen Dekor und kein Plastik-, sondern nur Porzellangeschirr (alternativ Hartglasgeschirr) gewählt werden. Das Geschirr sollte weiß oder hell sein, damit sich die Speisen deutlich abheben.
- Auf verwirrendes Dekor sollte verzichtet werden. Um die Abgrenzung zwischen Teller und Tisch zu signalisieren, kann Geschirr mit einem farbigen Rand eingesetzt werden.
- Die Trinkgefäße müssen gut handhabbar sein. Das Getränk muss darin erkennbar sein. Es sollten nur Gläser und Tassen, keine Plastikbecher verwendet werden.

- Auf Geschirr aus Arcopal sollte verzichtet werden. Es wird oft nicht akzeptiert, weil es aussieht wie Porzellan und sich anfühlt wie Glas.
- Besteck sollte ein hohes Gewicht haben, damit der Demenzkranke merkt, dass er etwas in der Hand hat. (Informationen über Ess- und Trinkhilfen findet man z. B. unter www.thomashilfen.de/)

Empfehlungen für die Gestaltung des Raumes und der Umgebung

Die Gestaltung des Essplatzes und seiner Umgebung nimmt bei allen Menschen Einfluss auf das Erleben der Mahlzeitensituation. So kann beobachtet werden, dass Tische, die in der Raummitte von Restaurants stehen, gemieden werden. Ist kein freier Tisch mehr verfügbar, verlassen Besucher eher das Lokal, als dass sie sich zu anderen Gästen an den Tisch setzen. Ein ähnliches Verhalten ist auch bei Demenzkranken zu beobachten. Frei stehende Tische werden nicht immer akzeptiert und die Tischgemeinschaft spielt eine entscheidende Rolle dafür, ob die Betroffenen bleiben oder wieder gehen. Aus dieser Perspektive ist Folgendes zu empfehlen:

- Der Individualabstand sollte in jedem Fall eingehalten werden; eine für das ungestörte Essen entsprechende Distanz muss berücksichtigt werden. Eine zu große Nähe zu Tischnachbarn oder ständige Störungen durch vorbeigehende Personen können dazu führen, dass demenziell erkrankte Menschen aufstehen, den Raum verlassen oder sich gegen vermeintliche Belästigungen zur Wehr setzen.
- Es sollte regelmäßig kontrolliert werden, ob die Tischarrangements komplett sind und die Bestuhlung vollständig ist. Für die Dauer einer Mahlzeit nicht benötigte und zur Seite gestellte Stühle müssen später wieder zurückgestellt werden. Speiseräume mit Tischen, an denen kaum oder keine Stühle stehen, wirken nicht einladend.
- Es muss darauf geachtet werden, dass sämtliche Essplätze vor Zugluft geschützt sind.

Die Geräuschkulisse während des Essens

Viele Geräusche, die zum Alltag der jüngeren betreuenden Personen gehören, sind für ältere, hörgeschädigte und demente Menschen unbekannt und störend und erzeugen möglicherweise Angst. Das gilt etwa für die Betriebsgeräusche einer

Spülmaschine, eines Saftbereiters, einer Dunstabzugshaube, eines Handrührgerätes, eines Pürierstabs oder einer zischenden Kaffeemaschine. Geschirrklappern stimmt nicht immer auf die kommende Mahlzeit ein, sondern bedeutet Lärmbelästigung. Auch eine Dauerberieselung durch Radiomusik oder Fernsehsendungen wird nicht selten als störend empfunden. Aus dieser Perspektive ist Folgendes zu empfehlen:

- Während des Essens sollten alle störenden Geräusche vermieden werden. Gegebenenfalls muss für die erforderlichen Geräte ein anderer Stand- oder Einsatzort ausgewählt werden.
- Die Mitarbeiter müssen zu einer geräuscharmen Arbeitsweise angehalten werden.
- Die Räume sollten schalldämmend ausgestattet sein (z. B. Textilien, Deckengestaltung) und es sollten schallschluckende Bodenbeläge ausgewählt werden, um störende Geräusche (z. B. durch Transportwagen) zu vermeiden.

Gerüche während des Essens

Der Duft frischer Waffeln ist nicht immer und nicht für jeden angenehm. Das Anbraten von Fleisch kann bei Menschen mit Magengeschwüren zu Brechreiz führen; gekochte Eier riechen nicht immer appetitanregend. Der Geruch von Reinigungsmittel, Raumspray, Blumen oder Bohnerwachs kann das Essen unmöglich machen. Deshalb ist Folgendes zu empfehlen:

- Im Verpflegungskonzept sollte angegeben werden, welche Düfte wann und wo eingesetzt werden. (Werden z. B. Düfte im Rahmen einer Basalen Stimulation in Gemeinschaftsräumen oder nur in Bewohnerzimmern eingesetzt?)
- Es sollten nur duftstoffarme Reinigungsmittel ausgewählt werden.

Empfehlungen für die Umgebungstemperatur und Beleuchtung

- Im Verpflegungskonzept sollte das Einhalten einer Raumtemperatur von mindestens 21 Grad C festgelegt werden. Wird die Raumtemperatur als zu niedrig empfunden, verlassen die Bewohner den Raum.
- Die Raumtemperatur sollte an die Bedürfnisse der sitzenden oder ruhenden und nicht an die der betreuenden, sich bewegenden Menschen angepasst werden.

- Mit Blick auf eine eingeschränkte Sehfähigkeit und eine erhöhte Blendempfindlichkeit muss in allen Bereichen eine ausreichende Beleuchtung sichergestellt werden; der Essplatz sollte mit 500 Lux in Augenhöhe zusätzlich beleuchtet werden.

14. Unterstützung und Hilfe bei der Mahlzeiteneinnahme

Die Hilfe beim Essen und Trinken war lange Zeit kein Thema für die Pflege. Meist war es die Aufgabe von Zivildienstleistenden, Praktikanten oder Schülern, Bewohner bei den Mahlzeiten zu unterstützen. Heute übernehmen Pflege(fach)kräfte zunehmend diese Aufgabe. Dort wo hauswirtschaftliche Kräfte die Tischbetreuung übernehmen, müssen sie die Pflegenden über verändertes Essverhalten oder veränderte Vorlieben der Bewohner informieren.

Werden Menschen betreut, die Unterstützung bei der Nahrungsaufnahme benötigen, gilt es, eine Reihe von Aspekten zu berücksichtigen. An erster Stelle stehen hierbei die Körperhaltung und die Auswahl entsprechender Hilfsmittel. Es muss sichergestellt werden, dass die Körperhaltung der Hilfebedürftigen eine problemlose Nahrungs- und Flüssigkeitsaufnahme erlaubt und Schlucken und die Weiterverarbeitung der Nahrung im Magen nicht behindert werden.

Empfehlungen für die Körperhaltung während des Essens

- Der Bewohner sollte aufrecht sitzen, die Oberschenkel mit dem Oberkörper einen 90°-Winkel bilden.

- Der Kopf sollte weder zur Brust geneigt sein noch in den Nacken überstreckt. (Ggf. muss die Kopfhaltung korrigiert werden oder die helfende Person den Bewohner bei der richtigen Haltung unterstützen.)

- Rollstuhlbenutzer sollten während der Mahlzeit möglichst auf einem Stuhl sitzen.

- Die Sitzposition der helfenden Person sollte im Verpflegungskonzept festgelegt werden: Je nach Unterstützung sitzt sie dem Bewohner gegenüber und unterstützt ihn, indem sie beispielsweise das Bestreichen eines Brotes vormacht; oder sie sitzt im 90°-Winkel neben ihm und reicht die Mahlzeiten an.

- Im Verpflegungskonzept sollte festgelegt werden, in welchen Situationen die Mitarbeiter gemeinsam mit den Bewohnern Mahlzeiten einnehmen.

- Bewohner, die während des Tages überwiegend im Bett liegen, sollten, wenn möglich, für die Mahlzeiten an einen Tisch gesetzt werden.
- Können die Hilfebedürftigen nur noch liegend essen und trinken, muss eine 135°-Oberkörperhaltung eingehalten werden.

Zum Essen und Trinken motivieren

Demenzkranke können mit bestimmten Ritualen oder Handlungen zum Essen und Trinken motiviert werden:

- Mahlzeiten können durch Rituale (z. B. Sprechen eines Tischgebets) eingeleitet werden.
- Mahlzeiten sollten immer kurz zuvor angekündigt werden.
- Die Lust zum Essen kann durch Gerüche (z. B. frischen Kaffee) stimuliert werden (vgl. aber Punkt 13, Gerüche während des Essens).
- Bestimmte Handlungen, wie das Eindecken der Tische, rufen Erinnerungen wach und können zum Essen motivieren.
- Das Bestreichen der Lippen kann zum Essen anregen.
- Regelmäßige Handlungen kurz vor dem Essen (z. B. Toilettenbesuch, Händewaschen) können auf die Mahlzeit ‹vorbereiten›.

Grundregeln für die Unterstützung bei der Nahrungsaufnahme

Bei der Unterstützung sollten die helfenden Personen einige Grundregeln beachten:

- Gabel und Löffel dürfen nur von vorne zum Mund der Bewohner geführt werden.
- Die Portionsgröße sollte den Wünschen des Bewohners und der Art und Weise des Essens angepasst werden.
- Der Mund muss leer sein, bevor die nächste Portion angeboten wird.
- Angebotene Flüssigkeit und Nahrung müssen in Abhängigkeit von der Ausprägung einer Schluckstörung die gleiche Konsistenz haben (s. o. Punkt 6).

- Nach Beendigung der Mahlzeit sollte die Sitzposition noch für etwa zwanzig Minuten beibehalten werden.
- Nach den Mahlzeiten sollte eine Mundpflege durchgeführt werden.
- Im Verpflegungskonzept sollten geeignete Getränke für Demenzkranke aufgeführt werden (vgl. Rath et al., 2005). Getränke dürfen nicht zu kalt sein und sollten nur mit wenig Kohlensäure versetzt sein. Kohlensäure bläht den Magen, sodass die Betroffenen sich satt fühlen.

Empfehlungen für den Einsatz von Hilfsmitteln

Im Verpflegungskonzept muss festgelegt werden, welche Hilfsmittel wann und bei welchem Personenkreis eingesetzt werden können und wie mit Ausnahmen umzugehen ist.

- In den Einrichtungen müssen unterschiedliche Hilfsmittel verfügbar sein und individuell eingesetzt werden.
- Trinkbecher dürfen nur in Ausnahmefällen verwendet werden. Nur Personen, die nicht mehr in der Lage sind, ihren Kopf so weit zu heben, dass Flüssigkeit aus einem Glas in den Mund fließen kann, sollten aus einem Schnabelbecher trinken.
- Spezialbesteck aus der Rehabilitation (z. B. für Menschen nach einem Schlaganfall) darf nur eingesetzt werden, wenn die einzelnen Besteckteile (z. B. die gebogene Gabel) die Bewohner nicht irritieren und nicht ängstigen.
- Im Verpflegungskonzept sollte festgelegt werden, welche Mitarbeiter für die Auswahl und Bereitstellung von Hilfsmitteln verantwortlich sind. Sie sollten gleichzeitig den Markt an Hilfsmitteln beobachten und das Team über Neuheiten informieren.

15. Hinweise für ein geeignetes Verpflegungssystem

Für Altenhilfeeinrichtungen stehen drei unterschiedliche Verpflegungssysteme mit unterschiedlicher Organisationsstruktur der Mahlzeitenvor- und -zubereitung sowie der Geschirrreinigung zur Auswahl:

- zentral organisierte Systeme
- zentral/dezentral organisierte Systeme

- dezentral organisierte Systeme

Die Systeme unterscheiden sich hinsichtlich des Raum- und Ausstattungsbedarfs für die Küchen, des Bestellsystems sowie der Personalkonzepte. Im Verpflegungskonzept sollte das ausgewählte System beschrieben werden.

Optimale Verpflegungssysteme für Demenzkranke

Am geeignetsten für die Versorgung von Demenzkranken sind Systeme mit einem hohen Anteil an dezentralen Aufgaben. Sie orientieren sich am ehesten am früheren Alltag der Erkrankten und bieten die Möglichkeit, die Bewohner in die Nahrungszubereitung einzubeziehen.

In konventionellen Heimen könnten Bewohner zum Beispiel mit Ergotherapeuten oder Fachhauswirtschaftern in Therapieküchen kochen und ihre funktionalen Fähigkeiten üben. Auf diese Weise ist auch Biografiearbeit möglich.

In speziell konzipierten Wohngruppen für Menschen mit Demenz innerhalb von Heimen werden Bewohner an alltäglichen Arbeiten beteiligt. Die Küchen(fach)kräfte bereiten das Essen zu und beziehen die Bewohner unter Rücksichtnahme auf deren individuelle Bedürfnisse und Gewohnheiten mit ein.

Was ist für die Wahl der Organisationsstruktur zu berücksichtigen?

- Wie viele Wohnbereichsküchen gibt es in einer Einrichtung? (Versorgungseinheit/Gruppengröße je Wohnbereichsküche)

- Wo im Wohnbereich befinden sich die Küchen? Könnten für einen optimierten Personaleinsatz zwei Küchen zusammengelegt werden?

- Wie groß sind die Küchen und wie sind sie gestaltet? Handelt es sich um eine offene Küchenzeile im Essraum oder offen zum Flur gelegen oder ist die Küche ein separater Raum? Hat die Küche einen zusätzlichen Rückbereich, in dem z. B. laute Arbeiten durchgeführt werden können?

- Können in den unterschiedlich organisierten Küchen die Hygienevorschriften beachtet werden?

Eigene Küche oder outsourcen?

Es ist nicht allgemein formulierbar, was besser und wirtschaftlicher ist: in der eigenen Heimküche zu kochen, die Mahlzeiten zuzukaufen und im Heim aufzubereiten oder eine Mischform von beidem. Den wirtschaftlichen Aspekt außer Acht gelassen, gibt es eine Reihe von Argumenten, die für eine eigene Produktionsküche sprechen (z. B. persönlicher Kontakt zwischen Küche und Heimbewohnern, bessere Erhaltung von Nährstoffen, individuellen Wünschen nachkommen zu können; vgl. Biedermann/Hoffmann, 2005).

Auswahl des Kochs

Eine Voraussetzung für die Umsetzung eines gelingenden Ernährungskonzepts ist die sorgfältige Auswahl des Kochs. Der Koch muss als integraler Bestandteil des Pflegeprozesses betrachtet werden. Er sollte dienstleistungsorientiert sein und gut informiert über moderne, gesundheitsfördernde Produkte und neue Techniken der Speisenherstellung und -aufbewahrung. Darüber hinaus sollte er geriatrische Kenntnisse und spezielles Wissen über Seniorenernährung besitzen.

16. Empfehlungen für die Personaleinsatzplanung

Defizite einer konventionellen Personaleinsatzplanung und einer unzureichenden Aufgabenverteilung zwischen den Fachbereichen Hauswirtschaft und Pflege zeigen sich daran, dass die in den Wohnbereichen zu erbringenden Verpflegungsaufgaben nicht bedarfsgerecht erfüllt werden und während der Essenszeiten nicht genügend Personal zur Verfügung steht. Um solche Situationen zu verhindern, ist Folgendes zu empfehlen:

- Die Gestaltung der Mahlzeitensituation und die Zuordnung von Aufgaben auf Service- und sonstige Hilfsdienste im Rahmen der Mahlzeiten sollten im Verpflegungskonzept verankert werden.

- Das Konzept der Personaleinsatzplanung muss sicherstellen, dass während der Mahlzeiten ausreichend Personal für Service- und Betreuungsdienste zur Verfügung steht. Ausfallzeiten (wie Urlaub oder Krankheit) müssen im Konzept und bei der Personalbedarfsermittlung berücksichtigt werden.

- Jede Einrichtung sollte für sich entscheiden, ob die Mitarbeiter zur Unterstützung der Mahlzeiten aus dem Personalstellenpool der Hauswirtschaft oder Pflege kommen.

In Altenhilfeeinrichtungen übernehmen meist «Präsenzkräfte» oder «Alltagsbegleiter» die mit den Mahlzeiten verbundenen Verpflegungsaufgaben in den Wohnbereichen. Ihre Aufgaben müssen im Verpflegungskonzept detailliert aufgeführt werden.

10.3 Ernährungsteams

Ernährungsteams sind für Altenhilfeeinrichtungen sehr zu empfehlen, denn sie helfen, eine angemessene Verpflegung aller Bewohner sicherzustellen.

Für die Einführung von Ernährungsteams ist es erforderlich, deren Aufgaben, die Zusammensetzung und die Rahmenbedingungen genau zu beschreiben und im Verpflegungskonzept zu verankern.

Aufgaben eines Ernährungsteams

Mit der Bildung von Ernährungsteams wird das Ziel verfolgt, möglichst viele Informationen aus unterschiedlichen Fachbereichen zusammenzutragen, um für jeden Bewohner einen maßgeschneiderten Ernährungsplan erstellen zu können. Das Ernährungsteam erhebt den Bedarf an Flüssigkeit und Kalorien neuer Bewohner und der Bewohner mit Ernährungsstörungen (MDS, 2003).

Neben der Erstellung bedarfsgerechter Ernährungspläne unterstützen Ernährungsteams in Fragen des Nicht-Mehr-Essens oder bei Störungen der Nahrungsaufnahme. Dort wo etwa eine orale Ernährung nicht mehr möglich ist oder abgelehnt wird, soll das Ernährungsteam die Entscheidung für oder gegen eine Sonde (Kap. 12) vorbereiten und das Betreuungsteam, die Betroffenen und ihre Angehörigen bei der Entscheidung unterstützen.

Die Mitglieder des Ernährungsteams sind verpflichtet, sich ständig weiterzubilden. Sie sind gehalten, sich über Alternativen zur herkömmlichen Ernährung und über neuartige Hilfsmittel zur Nahrungs- und Flüssigkeitsaufnahme zu informieren und regelmäßig Fachmessen zu besuchen. Als Experten müssen sie immer auf dem neuesten Stand aller Demenzformen und anderer Erkrankungen sein, die unter Verpflegungsaspekten besonders zu berücksichtigen sind. Sie kennen deren Entstehungsursachen und Behandlungsmöglichkeiten und sind sicher in der Anwendung unterstützender Techniken für die Nahrungsaufnahme.

Die Leitungsebene kann das Ernährungsteam mit Revisionen betrauen und wird auf der Grundlage der Revisionsergebnisse vom Team beraten.

Mit der Bildung eines Ernährungsteams ist das Ziel verknüpft, Fachleute in den Einrichtungen heranzubilden. Jedes Mitglied des Ernährungsteams soll zum Experten für ein Spezialgebiet werden. Die folgende beispielhafte Liste von Spezialgebieten vermittelt gleichzeitig einen Eindruck von der Relevanz des Themas. Es sind Experten erforderlich für:

- alle Fragen im Zusammenhang mit einer Fehl-/Mangelernährung, deren Folgen und Lösungsmöglichkeiten
- alle Rechtsfragen im Zusammenhang mit der Ernährung
- Fragen der Schmerztherapie
- Fragen der Palliativpflege
- Fragen des oft verkannten Zusammenhangs zwischen Ernährung und Hautpflege (Jenkins, 2006)
- Fragen der Wundtherapie und des Wundmanagements
- (ethische) Fragen im Zusammenhang mit dem Einsatz von Ernährungssonden
- die Gestaltung von Mahlzeitensituationen
- Fragen der Mahlzeitenpräsentation
- die Schulung von Mitarbeitern, Angehörigen, ehrenamtlichen Mitarbeitern über das Anreichen von Nahrung und Flüssigkeit
- die Gestaltung von Essplatz und Umgebung
- Fragen der Mundhygiene und -pflege
- Fragen zu geeigneten Hilfsmitteln

Empfehlenswert ist die Ausbildung eines Experten für alle Belange im Zusammenhang mit der Hilfsmittelbeschaffung, der Finanzierung und der Vorbereitung möglicherweise erforderlicher Widerspruchsverfahren, wenn die Bewilligung beantragter Hilfsmittel von den Sachbearbeitern der Krankenkasse abgelehnt wird.

Zusammensetzung eines Ernährungsteams

Das Ernährungsteam setzt sich zusammen aus den Leitungsverantwortlichen der Fachbereiche Hauswirtschaft und Pflege. Weitere Personen eines Ernährungsteams sind:

- die für den Bewohner zuständige Pflegefachkraft
- eine für die Mahlzeiten zuständige Person (Präsenzkraft, hauswirtschaftlicher Mitarbeiter)
- ein Diätassistent (falls die betreffende Einrichtung einen beschäftigt)

- Mitarbeiter des Sozialen Dienstes
- einen internen Ernährungsberater
- kooperationsfähige und -willige Bewohner und deren Angehörige

Je nach Fragestellung werden externe Krankengymnasten, Logopäden, Ernährungsberater und der behandelnde Arzt hinzugezogen.

Nicht immer ist eine Zusammenkunft aller genannten Personen erforderlich. Das Team sollte sich in Abhängigkeit von der Fragestellung zusammensetzen.

Ernährungsteams arbeiten auch in anderen Bereichen der Gesundheitsversorgung. Informationen sind erhältlich auf der Homepage der Deutschen Gesellschaft für Ernährungsmedizin e. V.: www.dgem.de/ernaehrungsteams.

Rahmenbedingungen für die Arbeit des Ernährungsteams

Alle an der Pflege und Betreuung beteiligten Personen müssen ihre Aufgaben kennen und wissen, welche materiellen, personellen und finanziellen Bedingungen die Einrichtung bietet. Sämtliche Angaben über das *Wann*, *Wo* und *Wie* der Arbeit sollten im Verpflegungskonzept festgelegt werden.

Damit die Mitglieder des Ernährungsteams ihre Sonderaufgaben wahrnehmen können, müssen ihnen zeitliche Spielräume geschaffen werden. Es sollte geregelt sein, wann und wie oft sich das Team während der Dienstzeit trifft, wem Moderation und Protokoll obliegen, wie kurzfristig einzuberufende Arbeitstreffen zu organisieren sind und wer diese Treffen einberuft.

In der Regel wird das Ernährungsteam von der zuständigen Pflegefachkraft einberufen. Entweder reagiert sie aufgrund eigener Beobachtungen oder auf Hinweise anderer Pflegender. Sie ist zuständig für die Terminplanung und Vorbereitung der Treffen und die Einladungen der Teammitglieder.

Den Mitgliedern des Ernährungsteams müssen Besuche von Fachmessen, Sonderausstellungen und Kontakte zu anderen Experten (z. B. externen Ernährungsberatern) ermöglicht werden. Fachliteratur und ein Zugang zum Internet müssen verfügbar sein.

Zusammenarbeit der Professionen

Erkennt das Ernährungsteam bei einem Bewohner Anzeichen für eine Mangelernährung, ist zu prüfen, ob weitere Fachleute einzubeziehen sind (Kap. 5). Diagnose und Therapie erfordern die Zusammenarbeit mit einem Arzt. Unter Umständen müssen Krankengymnasten, Schmerztherapeuten und ein Hospizdienst hinzugezogen werden. Die Einbeziehung ehrenamtlicher Mitarbeiter wird im Verpflegungskonzept geregelt.

10.4 Empfehlungen für die Dokumentation durch Pflege und Hauswirtschaft

Alle bewohnerbezogenen Informationen müssen der Pflegedokumentation beigefügt sein und allen Betreuenden zur Verfügung stehen. Pflegende, Betreuungspersonen und Hauswirtschaft müssen sich an der Pflegedokumentation beteiligen. Hierbei gilt es, Folgendes zu beachten:

- Im Verpflegungskonzept muss verankert sein, wer wie in das Führen der Dokumentation einbezogen wird (z. B. auch die Präsenzkraft?), welche Informationen zu dokumentieren sind und wie die Informationsweitergabe zwischen den Fachbereichen geregelt ist (z. B. Teilnahme der für die Mahlzeiten zuständigen Personen an Übergaben und Fallbesprechungen, Informieren von Ärzten und anderen Externen).
- Für die Ermittlung und Beobachtung der Ernährungssituation müssen spezielle Formulare (z. B. Trink- und Ernährungsprotokolle) zur Verfügung gestellt werden.

Ernährungsgewohnheiten schon im Vorfeld eines Einzugs ermitteln

Bereits im Vorfeld eines Umzugs in eine Altenhilfeeinrichtung sollten die Ernährungsgewohnheiten des künftigen Bewohners ermittelt werden. In Einrichtungen, in denen die Bedeutung früherer Ess- und Trinkgewohnheiten erkannt wurde, werden eigens zu diesem Zweck entwickelte Fragebögen eingesetzt, mittels derer Vorlieben, Abneigungen, Essgewohnheiten und Tischsitten in der Familie erfragt werden. Dieses Wissen ist wichtig, um Verhaltensänderungen erkennen und verstehen zu können.
Im Verpflegungskonzept muss geregelt sein, welche Erhebungsinstrumente genutzt und welche Informationen im Rahmen eines Erstgesprächs erfragt werden sollen.

Festlegen von Regeln für die Einzugssituation

Physisches und psychisches Verhalten und Befinden neuer Bewohner in den ersten Wochen nach dem Einzug geben Aufschluss über Fähigkeiten und Einschränkungen und liefern Ansatzpunkte für mögliche Interventionen.

Um die Ernährungssituation genau einschätzen zu können, ist vom ersten Tag an der Ernährungszustand zu erheben und die individuell erforderliche Trink- und Kalorienmenge zu berechnen. Mit dem behandelnden Arzt muss die weitere Vorgehensweise abgestimmt werden.

Im Verpflegungskonzept sollte angegeben werden, welche Informationen wann vorliegen sollen (Vitalwerte, Gewicht, Body-Mass-Index, Risiko- und Schmerzerfassung).

Festlegen von Regeln für das Dokumentationssystem und die Dokumentation

Für die einzelnen Pflegedokumentationssysteme gibt es eine Vielzahl unterschiedlicher Einlegeblätter zur Dokumentation spezieller Pflegeprobleme. Hier sollte geprüft werden, ob solche Einlegeblätter (z. B. für eine Gewichtsverlaufskurve) sinnvoll sind oder ob dadurch die Informationen doppelt dokumentiert werden.

Im Verpflegungskonzept muss verankert sein:

- welche Informationen laufend zu erfassen sind (z. B. Gewicht, BMI, Ernährungsstatus)
- die Häufigkeit der Kontrollen
- wie oft und wann Trink- und Ernährungsprotokolle zu führen sind
- welche ernährungsrelevanten Informationen im Pflegebericht dokumentiert werden sollen (z. B. Reaktion auf das Mahlzeitenangebot).

10.5 Empfehlungen für Verhaltensweisen in besonderen Situationen

Im Verpflegungskonzept sollten Vorgaben für nicht regelmäßig vorkommende Situationen formuliert werden, z. B. für:

- das Ablehnen von Nahrung oder Flüssigkeit

- einen ungewollten Gewichtsverlust
- Notfallsituationen (z. B. Verschlucken, Essen und Trinken gefährlicher Substanzen)
- ablehnendes Verhalten gegenüber der Tischgemeinschaft
- alternative Essmöglichkeiten für Bewohner, die während des Essens nicht sitzen möchten (z. B. die Betroffenen während des Essens auf dem Flur begleiten oder ihnen Stehtische anbieten.)

10.6 Wohnumfeld- und Pflegevisite als Kontrollinstrumente

Pflege- und Hauswirtschaftsleitung sind dafür verantwortlich, dass die im Verpflegungskonzept verankerten Vorgaben und Regeln eingehalten werden. Dazu sind folgende Kontrollen erforderlich:

- Stichprobenkontrollen
- festgelegte, regelmäßige Kontrollen zu ganz bestimmten Zeiten
- problem- bzw. situationsbezogene Kontrollen, die je nach Notwendigkeit durchgeführt werden.

Für die im Rahmen von Wohnumfeld- und Pflegevisiten durchgeführten Kontrollen hat sich der Einsatz von Checklisten bewährt. Sie ermöglichen Wiederholungskontrollen durch unterschiedliche Personen und können wegen ihres modularen Aufbaus auch für die Kontrolle von Teilaspekten wie etwa der Ernährungssituation eingesetzt werden.

Pflegende und Betreuende erhalten Rückmeldung und werden über Handlungsbedarf informiert.

10.7 Assessmentinstrumente in der stationären Altenhilfe

In Einrichtungen der stationären Altenhilfe wohnen zunehmend mehr Menschen, die sich in einem reduzierten Allgemein- und Ernährungszustand befinden. Um das Ausmaß der Einschränkungen einschätzen zu können, muss die Ernährungssituation genauer als bisher erfasst werden (Kap. 5). Dazu ist Folgendes zu empfehlen:

- Mittels Ess- und Trinkanalysen sollten Mangelernährung, Austrocknung (Dehydratation) und Folgeproblemen vorgebeugt werden. Das Konzept QuETiA (Qualitätssicherung Essen und Trinken im Alter; Bundesverband privater Anbieter sozialer Dienste e. V., 2003) ist geeignet zur Risikoerfassung und Problembehandlung.
- Es muss festgelegt werden werden, wer die Assessments wie oft durchführen soll.
- Ein Mitglied des Ernährungsteams sollte kontinuierlich über neue Erhebungsinstrumente informieren.

11 Verbesserung der Ernährungssituation Demenzkranker im Krankenhaus

Für demente Menschen kann ein Krankenhausaufenthalt eine rapide Verschlechterung ihres körperlichen und psychischen Zustands bedeuten. Sie begreifen oft nicht, warum sie plötzlich in einer fremden Umgebung sind. Umgekehrt wissen Betreuende in Kliniken häufig nicht um die speziellen Bedürfnisse von Demenzkranken und die jeweiligen Handlungsmöglichkeiten. Nicht zuletzt behindern die auf Schnelligkeit und Funktionalität ausgerichteten Arbeitsabläufe und Strukturen in Krankenhäusern das individuelle Eingehen auf Demenzkranke.

Demenzkranke reagieren auf solche Veränderungen mitunter mit dem Ablehnen der angebotenen Speisen und Getränke. Betreuende und Angehörige sind meist überfordert und agieren und reagieren unangemessen, was die Situation der kranken Menschen zusätzlich verschlechtert.

Demenzkranke brauchen im Krankenhaus die gleiche Aufmerksamkeit und Betreuung und die gleiche Art und Weise der Ernährung wie in stationären Altenhilfeeinrichtungen oder anderen Lebensumgebungen. Aber im Krankenhaus müssen andere Wege für die Verbesserung der Ernährungssituation beschritten werden, als das in Altenhilfeeinrichtungen, Wohngemeinschaften oder der Familie möglich ist.

Bislang ist nur wenig dazu bekannt, wie das Wissen und die Erfahrungen über die Ernährung von Demenzkranken in der Praxis von Akutkrankenhäusern umgesetzt werden können. Bis heute findet man im deutschsprachigen Raum kein empirisch überprüftes Konzept für die individuelle und bedürfnisorientierte Ernährungssituation von Demenzkranken in Krankenhäusern (Kolb, 2006).

Ernährungskonzepte auf Tauglichkeit für den Einsatz im Krankenhaus überprüfen

Bereits in der Praxis verwendete Ernährungskonzepte für die Versorgung von Demenzkranken in unterschiedlichen Bereichen und Einrichtungen sollten daraufhin überprüft werden, ob sie für das Krankenhaus übernommen und wie sie der speziellen Krankenhaussituation angepasst werden können.

Auch Konzepte, die sich nicht ausdrücklich auf die Ernährungssituation, sondern grundsätzlich auf die Versorgung von Demenzkranken im Krankenhaus beziehen, könnten Hilfen bieten (vgl. z. B. Bölicke et al., 2007. Hier werden u. a. Überlegungen dazu angestellt, wie die noch vorhandenen Ressourcen von Demenzkranken während eines Krankenhausaufenthalts erhalten werden können.).

Ein nachahmenswertes Ernährungskonzept für die Versorgung im Krankenhaus

In der geriatrischen Abteilung des Klinikums Nürnberg wurde ein Ernährungskonzept für Demenzkranke entwickelt und erprobt. «Grundlage (dieses) Konzeptes ist ein Behandlungspfad, der nach den Prinzipien des Qualitätsmanagements aufgebaut ist.» (Kolb, 2006:40) Die Arbeit nach diesem Konzept wird von den Verantwortlichen als sehr positiv beschrieben.

In einem Beitrag der Zeitschrift *Pro Alter* (Kolb, 2006) wird das Konzept vorgestellt. Der Artikel bietet hilfreiche Informationen und Hinweise für die Verbesserung der Ernährungssituation Demenzkranker im Krankenhaus. Mit Blick auf die bestehenden Mängel wird die Notwendigkeit zusätzlicher Qualifikationen der Betreuenden betont, zusätzlicher Fachkräfte, räumlicher Veränderungen, speziell auf die Krankenhaussituation zugeschnittener Ernährungs- und Verpflegungskonzepte und nicht zuletzt von Forschungsarbeiten, auf deren Basis die Neuerungen entwickelt werden können.

Weiterbildung einer Pflegefachkraft zur *Special Nurse*. Ein wichtiger Kern des Ernährungskonzepts für die Akutgeriatrie ist eine «Special Nurse», die für die Ernährung alter Menschen und aller damit zusammenhängender Faktoren zuständig ist. Diese speziell ausgebildete Pflegefachkraft ist für alle Phasen des Aufenthalts der kranken alten Menschen verantwortlich (Kolb, 2006:40). Pflegerische Kompetenzen und erforderliche Handlungen sind eng mit dem Ernährungswissen verknüpft, weshalb diese Arbeit nicht von einer anderen Berufsgruppe übernommen werden kann.

Demenzkranken eine ruhige Essumgebung schaffen. Gerade die unruhige Atmosphäre im Krankenhaus belastet Demenzkranke und hindert sie am Essen. Deshalb sollte ihnen vor allem für die Mahlzeiten ein Raum angeboten werden, in dem sie ungestört essen können. Bei Krankenhausneubauten oder -umbauten sollten solche Räumlichkeiten in der Planung berücksichtigt werden.

In der geriatrischen Abteilung des Klinikums Nürnberg ist eine solche Ruhezone mittlerweile unverzichtbarer Bestandteil des Stationsalltags. Hier wurde speziell für Demenzkranke eine Wohnküche eingerichtet (Kolb, 2006). Die Erfahrung hat gezeigt, dass demente Patienten in dieser Umgebung mehr essen und trinken als im Patientenzimmer.

Angehörige in die Pflege einbeziehen. Angehörige sind für die Demenzkranken im Krankenhaus die einzigen vertrauten Menschen. Nur sie haben Vergleichsmöglichkeiten zwischen dem Verhalten des Demenzkranken im Krankenhaus und in seiner häuslichen Umgebung. Sie können deshalb Veränderungen früher bemerken als Klinikmitarbeiter und können den Betreuenden hilfreiche Informationen liefern und die Demenzkranken zum Essen und Trinken motivieren. (Kolb, 2006:41).

Einführung eines Entlassungsmanagements. Ein besonderes Element der klinischen Situation ist das Entlassungs- bzw. Verlegungsmanagement, mit dem die Nachhaltigkeit der durchgeführten Maßnahmen gesichert (Kolb, 2006:41 f.) und die Verlegung in eine Altenhilfeeinrichtung oder nach Hause gestaltet werden soll.

Von anderen lernen – Vorschlag für einen Erfahrungsaustausch

Die einzelnen Elemente des geriatrischen Ernährungskonzepts (Kolb, 2006) entsprechen weitestgehend den Elementen von Verpflegungskonzepten für stationäre Altenhilfeeinrichtungen (Kap. 10). Hier wie dort muss zunächst mit Hilfe eines Assessments (Kap. 5) die Ernährungssituation erfasst und nach einer Diagnose im interdisziplinären Team das weitere Handeln festgelegt werden. Aus dieser Perspektive könnten Pflegende, die damit Erfahrungen in einer Altenhilfeeinrichtung gemacht haben, als Experten in eine Klinik geladen werden. Gerade ihr fremder Blick könnte helfen, Schwierigkeiten und Mängel aufzudecken und Anregungen und Hilfen für eine Umgestaltung bieten. Umgekehrt wären Hospitationen von Pflegefachkräften aus dem Krankenhaus in stationären Altenhilfeeinrichtungen denkbar.

Dringend erforderlich: Empirische Forschungsarbeiten über die Ernährungssituation Demenzkranker im Krankenhaus. Es sind dringend empirische Studien erforderlich, um klare Aussagen über die Ernährungssituation von Demenzkranken im Krankenhaus machen zu können und daraus folgend Methoden und Konzepte für die Verbesserung der Nahrungsaufnahme im Krankenhaus zu entwickeln. Für solche Forschungsarbeiten könnte auf

- Studien und Publikationen aus Nachbarländern oder
- im Krankenhausalltag entwickelte Konzepte

zurückgegriffen werden.

Erprobung eines Lern- und Arbeitsbuches für Pflegefachkräfte. Im Geriatrischen Zentrum des Heidelberger Bethanien-Krankenhauses wurde Ende 2004 mit Unterstützung der Robert Bosch Stiftung modellhaft eine Geriatrisch-internistische Station für akuterkrankte Demenzpatienten (GISAD) eingerichtet. Ziel ist es, die Betreuungs- und Versorgungssituation von akuterkrankten Demenzpatienten zu verbessern.

Im Rahmen des Modellprojektes wurden auf der GISAD von Juni 2006 bis März 2007 Theorien, Vorschläge und Ideen aus einer schottischen «Lern- und Arbeitshilfe für Pflegefachkräfte» (Archibald, 2003/2007) erprobt (www.bethanien-heidelberg.de/upload/pdf/Informationsflyer_fr_Angehrige.pdf).

Die Arbeitshilfe zur Betreuung von Menschen mit Demenz im Krankenhaus (Archibald, 2003/2007) wird ausdrücklich als Grundlage für die Weiterbildung von Pflegefachkräften empfohlen. Sie enthält Formulare für die Verwendung auf der Station sowie Übungen und Praxisbeispiele für den Unterricht. Behandelt werden unter anderem *Kommunikation*, *Assessment* und *Schmerzen bei Menschen mit Demenz*. Das Kapitel 11 befasst sich mit dem Thema *Essen und Trinken* und zielt darauf ab, dass Pflegende mehr als bisher auf den Nahrungsbedarf von Menschen mit Demenz eingehen können. Die pflegerischen Mitarbeiter des GISAD-Projektes stufen es als hilfreicheich ein, auch über dieses Thema mit Angehörigen ins Gespräch zu kommen und sie zu bitten, einen Angehörigen-Fragebogen auszufüllen. Eine Befragung während der Schulung zum Thema hatte ergeben, dass die Pflegenden kaum Vorstellungen von den Ess- und Trinkgewohnheiten der Patienten auf GISAD hatten und dass die Erfassung der individuellen Vorlieben und Abneigungen eher durch Zufall und mit Intuition der Pflegenden erfolgte.

Darüber hinaus bewährt sich die im Projekt umgesetzte Idee, an Werktagen Frühstücksrunden abwechselnd von Physio- und Ergotherapie, Logopädie und Pflege anzubieten, wobei Vertreter von zwei Berufsgruppen wochenweise und in wechselnder Zusammensetzung für die Gestaltung verantwortlich sind. Das Ziel der Frühstücksrunde ist es, noch vorhandene Fähigkeiten zur eigenständigen Nahrungsaufnahme zu erhalten bzw. zu reaktivieren. Insbesondere bei Patienten, die zusätzlich zur Demenz Sprach- und Schluckstörungen aufweisen, wird durch die Logopädin eine daran angepasste Kostform initiiert. Über den interdisziplinären Informationsaustausch soll sichergestellt werden, dass das Ziel auch an Wochenenden und zu den anderen Mahlzeiten, die im Wesentlichen vom Pflegedienst, aber auch von Angehörigen flankiert werden, verfolgt wird.

12 Künstliche Ernährung von Menschen mit Demenz

Wenn Demenzkranke nicht mehr essen und trinken können oder wollen, besteht die Möglichkeit, ihnen die lebenswichtigen Substanzen in Form von Infusionen über die Venen oder als Sondennahrung zu geben. Für die Sondenernährung wird heute meist eine so genannte PEG-Sonde (PEG=Perkutane endoskopische Gastrostomie) eingesetzt, die durch die Bauchwand direkt in den Magen führt.

Wann aber sollte ein demenzkranker Mensch künstlich über eine Sonde ernährt werden und wann sollte – mit allen Konsequenzen – darauf verzichtet werden?

Es ist für die Verantwortlichen, für Angehörige, Ärzte, Pflegende und Betreuer, nicht einfach, die richtige Antwort zu finden, denn sie können mit den Betroffenen meist nicht mehr darüber reden. Die folgenden Hinweise und Vorschläge sollen dabei helfen, die richtige Entscheidung im Sinne der Erkrankten zu treffen.

Ist künstliche Ernährung medizinische Therapie?

Gemäß der Deutschen Gesellschaft für Ernährungsmedizin (DGEM) ist die enterale Ernährung (mittels Sonde) künstliche Ernährung und medizinische Therapie. «Die enterale Ernährung ist in zweierlei Hinsicht «künstliche Ernährung»:

- Sie verwendet industriell gefertigte Nahrung in für bestimmte therapeutische Ziele definierter Zusammensetzung und Zubereitungsform.
- Sie nutzt ggf. besondere Zugangswege (nasogastrale Sonde, PEG, PEJ).» (Körner, 2003)

Daraus und unter Berücksichtigung der Richtlinien der Bundesärztekammer zur ärztlichen Sterbebegleitung ergibt sich, dass künstliche Ernährung als medizinische Therapie zu bewerten ist und als Intervention am Patienten immer dessen Einwilligung erfordert. (Bundesärztekammer, 2004)

Welche Kriterien beeinflussen die Entscheidung für Sondenernährung?

Zunehmend werden mehr ältere Pflegebedürftige über eine Sonde ernährt. Unter ihnen sind viele Demenzkranke. Auffallend ist, dass die Anzahl der in Altenhilfeeinrichtungen über eine Sonde Ernährten von Heim zu Heim schwankt (Kolb, 2005). Es scheint, dass von Einrichtung zu Einrichtung unterschiedliche Kriterien für eine Sondenernährung zugrunde gelegt werden. So nimmt auf die Entscheidungsfindung nicht allein der körperliche oder psychische Zustand der Betroffenen Einfluss, sondern es spielt offensichtlich auch eine Rolle, welcher Arzt, Betreuer oder Pflegender zuständig ist und in welcher Einrichtung der Erkrankte lebt. Auch soziales Umfeld, Alter, Beruf, Krankenkassenzugehörigkeit und Bildungsstand der Kranken (vgl. Scheppach, 1999; Klie/Spatz, 2005) scheinen in die Entscheidung einzufließen.

Die Entscheidung für oder gegen eine Sondenernährung ist niemals einfach, weil sie viele Aspekte und nicht zuletzt die Frage nach dem Sterben berührt. In den Überlegungen müssen ethische und rechtliche (vgl. dazu Petzold et al., 2007), medizinische und ernährungswissenschaftliche Aspekte berücksichtigt werden.

Grundsätzlich darf eine Sonde nicht ohne die Einwilligung des Kranken gelegt werden. Bei einwilligungsunfähigen Demenzkranken muss der Betreuer darin einwilligen (Kolb, 2005).

Aus allen Perspektiven muss beleuchtet werden, ob die Ernährung über eine Sonde für den Betreffenden sinnvoll ist, ob sie dem Demenzkranken hilft oder ob sie ihm schadet. Nur unter bestimmten Voraussetzungen ist es gerechtfertigt, auf die künstliche Ernährung zu verzichten oder sie zu beenden.

Mit den gegenwärtigen wissenschaftlichen Erkenntnissen kann nicht beurteilt werden, wie viele Demenzkranke in der fortgeschrittenen Phase der Krankheit von einer Sondenernährung profitieren würden und für wen eine solche Ernährung hilfreich und sinnvoll sein könnte. Deshalb ist auch keine eindeutige Aussage für oder gegen Sondenernährung zu treffen. Stattdessen scheint es sinnvoller, genauestens zu ermitteln, ob eine PEG-Sonde für den jeweils Betroffenen hilfreich sein kann.

Das Für und Wider einer Sondenernährung sollte auf der Grundlage von intensiven Beobachtungen und klaren Erkenntnissen gefällt werden, die sich immer am Wohlbefinden, dem Interesse und den Wertvorstellungen der Erkrankten und nicht an den Interessen der Entscheider und verantwortlichen Betreuer oder gar der finanziellen Situation einer Institution orientieren.

Wissenschaftliche Erkenntnisse als Entscheidungshilfe für Sondenernährung?

In der Diskussion über künstliche Ernährung von Demenzkranken wird immer wieder eine Meta-Analyse von Finucane (1999) zitiert, nach der es in der Literatur keine evidenzbasierten Kriterien für den Nutzen einer künstlichen Ernährung über eine PEG-Sonde für Demenzkranke gibt. Als effektiver und geeigneter hebt Finucane (1999) eine verständnisvolle und geduldige Hilfe bei der Nahrungsaufnahme hervor. Ein Ergebnis, welches uneingeschränkt übernommen werden kann und grundlegende Haltung bei jeglichen Bemühungen der Nahrungs- und Flüssigkeitsgabe sein sollte. Allerdings darf diese Notwendigkeit nicht über die methodischen Mängel der von Finucane (1999) analysierten Studien hinwegtäuschen.

Insgesamt geben die bisherigen Forschungsergebnisse keine eindeutigen Hinweise auf den Nutzen oder Nicht-Nutzen künstlicher Ernährung von Demenzkranken. Auch die Frage, wie sich künstliche Ernährung auf die Überlebenszeit auswirkt, wird in den einzelnen Studien sehr uneinheitlich beurteilt. Das heißt, es gibt bislang keine zuverlässige wissenschaftliche Grundlage für eine grundsätzliche Ablehnung künstlicher Ernährung von Demenzkranken.

Weitere Forschungsarbeiten, in denen die Mängel der bisher durchgeführten Untersuchungen berücksichtigt bzw. mit denen sie behoben werden, sind deshalb dringend erforderlich.

Leitlinien als Entscheidungshilfe für Sondenernährung?

Auf der Grundlage der bisher vorliegenden Forschungsergebnisse haben die Deutsche Gesellschaft für Ernährungsmedizin (DGEM) und die Deutsche Gesellschaft für Geriatrie (DGG) eine Leitlinie für die enterale Ernährung in der Geriatrie formuliert. Diese Leitlinie ist eine der wenigen in Deutschland, die nach den Qualitätskriterien für Leitlinien die Entwicklungsstufe drei erreicht[20]. Im Rahmen dieser Leitlinie werden folgende Empfehlungen für die enterale Ernährung von Demenzkranken gegeben:

- «Orale Supplemente oder Sondenernährung führen für den dementen Patienten zu einer Verbesserung seines Ernährungszustands. Obwohl Auswirkungen einer Ernährungstherapie auf die Überlebenszeit und funktionelle Parameter

---

20 Vgl. www.uni-duesseldorf.de/WWW/AWMF/ll/ll_metho.htm
   Unter dieser Adresse informiert die *Arbeitsgemeinschaft der Wissenschaftlichen Medizinischen Fachgesellschaften* (AWMF) über die «Erarbeitung von Leitlinien für Diagnostik und Therapie» und gibt dazu «methodische Empfehlungen (‹Leitlinie für Leitlinien›)».

bisher nicht adäquat untersucht sind, werden orale Supplemente bei Demenzkranken in frühen und mittleren Krankheitsstadien empfohlen.
- Die Entscheidung für Sondenernährung bei Patienten mit fortgeschrittener Demenz bleibt eine Einzelfallentscheidung.
- Für final demente Patienten wird Sondenernährung nicht empfohlen.»

(Volkert et al., 2004:210)

Auf wissenschaftlicher Basis entwickelte Leitlinien können richtungweisend für den behandelnden Arzt sein. Allerdings sollen diese die Ärzte vorrangig informieren. Mit Blick auf den gegenwärtigen Stand der Erkenntnisse können diese Leitlinien für die Behandlung keine verbindliche Handlungsanleitung sein.

Das Nicht-Mehr-Essen richtig interpretieren

Bevor eine Entscheidung für oder gegen Sondenernährung getroffen wird, muss herausgefunden werden, warum der Kranke nicht mehr isst und trinkt. Insbesondere bei nicht-orientierten Menschen ist eine solche Beurteilung sehr schwierig.

In wissenschaftlichen Arbeiten findet man als Begründung für das Nicht-Mehr-Essen häufig die Formulierung «Nahrungsverweigerung». Kann aber bei Demenzkranken, die sich zum Zeitpunkt der nachlassenden Nahrungsaufnahme oft nicht mehr bewusst entscheiden können, davon gesprochen werden, dass sie die Nahrung verweigern?

Es ist nur schwer zu beurteilen, ob jemand nicht mehr isst und trinkt, weil er sterben möchte oder aber aus anderen Gründen. Es gibt keine klaren einheitlichen Aussagen darüber, ob die Unfähigkeit zur Nahrungs- und Flüssigkeitsaufnahme eine Folge der Demenzerkrankung oder ein natürlicher Sterbeprozess ist. Zudem kann nicht genau festgelegt werden, wann bei einem alten dementen Menschen der Prozess des Sterbens beginnt. Eine Patientenverfügung kann möglicherweise helfen, die Entscheidung für oder gegen eine Sonde zu treffen.

Ob der Betroffene mit dem Nicht-Mehr-Essen-und-Trinken tatsächlich signalisiert, dass er sterben möchte oder ob er aus anderen Gründen keine oder zu wenig Nahrung aufnehmen kann, muss herausgefunden werden, bevor die Entscheidung für oder gegen künstliche Ernährung gefällt wird. Im Gespräch mit Angehörigen, Betreuern und Betroffenen muss der aktuelle Wille des dementen Menschen ergründet werden. Nur so kann eine ethisch vertretbare Entscheidung getroffen werden.

Fehlinterpretationen vermeiden – Empfehlungen und Hinweise:

- Das Ablehnen von Nahrung und Flüssigkeit darf nicht vorschnell als Sterbewunsch interpretiert werden. Die Ablehnung könnte auch ein Ruf nach mehr Zuwendung sein, pathologische Ursachen haben oder durch eine Depression ausgelöst sein.
- Pflegerische, milieubedingte, kulturelle und psychosoziale Faktoren, mangelnde Interaktionskompetenz in der Darreichung von Speisen und Getränken sowie «Hospitalhopping» (Borker, 2002) können das Nahrungsverhalten beeinflussen. Diese Aspekte wurden bislang nicht ausreichend erforscht und sollten bei der Beurteilung des Nicht-Mehr-Essens berücksichtigt werden.
- Es muss ermittelt werden, in welchem Maße sich sensorische Beeinträchtigungen auf das Nahrungsverhalten auswirken.

Partnerschaftliche Entscheidungsfindung: Aufklärung und Information der Angehörigen

Können die Erkrankten selbst nicht mehr über eine künstliche Ernährung entscheiden, muss dies an ihrer Stelle ein Bevollmächtigter oder gesetzlicher Betreuer tun. Für deren Zustimmung gelten dieselben Regeln und Voraussetzungen wie für die Einverständniserklärung des Betroffenen:

- Der Arzt hat den Betroffenen oder seinen gesetzlichen Betreuer umfassend und verständlich über seine Krankheit und die Vor- und Nachteile der geplanten Maßnahme aufgeklärt.
- Der Arzt hat sich ein Bild davon verschafft, ob der gesetzliche Betreuer die Erklärungen verstanden hat.
- Der gesetzliche Betreuer kann ohne Zwang frei entscheiden.

Den Betreuern und Angehörigen müssen Informationen geliefert werden, die eine weitestgehend objektive Entscheidung ermöglichen.

Falls die Betroffenen eine Patientenverfügung hinterlegt und sich dazu vorgegebener Formulierungen bedient haben, muss der Arzt erklären, was diese Formulierungen bedeuten und darauf aufmerksam machen, dass sie unterschiedlich und auch gegen den Willen des Betroffenen ausgelegt werden könnten (Kolb, 2005). (Eine differenzierte Betrachtung über Nutzen und Gefahren von Patientenverfügungen findet man in der Bad Homburger Charta von Axel Bauer und Thomas Klie, 2005[21]).

Das Reden über eine Patientenverfügung und Überlegungen dazu, ob sie zum gegenwärtigen Zeitpunkt noch gültig ist, ist auch deshalb empfehlenswert, weil man bislang noch zu wenig weiß über das Erleben und Empfinden von dementen Menschen im fortgeschrittenen Stadium und deren Fähigkeit, einen eigenen Willen zu äußern. Das heißt, die verantwortlichen Betreuer und Ärzte können nicht wissen, ob der Demenzkranke seine frühere Entscheidung in der Patientenverfügung nicht widerriefe.

Die an der Entscheidung beteiligten Personen dürfen in keiner Weise unter Druck gesetzt werden. Ihre Ängste und Gewissensfragen müssen gehört und ihre Entscheidungsfindung muss partnerschaftlich begleitet werden. Niemals dürfen sie dem Vorwurf ausgesetzt werden, sie würden mit ihrer Entscheidung den Erkrankten verdursten lassen. Für Gesunde mag es schwer zu verstehen sein, dass Nahrung und Flüssigkeit im Prozess des Sterbens an Bedeutung verlieren können. Ob der Betroffene unter Hunger und Durst leidet, muss nicht zuletzt erst festgestellt werden (Kolb, 2005).

Soll ein Demenzkranker künstlich ernährt werden? – Empfehlungen und Hinweise für die Entscheidungsfindung

- Demenzkranke sollten nur dann über eine Sonde ernährt werden, wenn auf anderem Wege eine ausreichende Nahrungszufuhr nicht möglich ist. Wird eine nachlassende Nahrungsaufnahme festgestellt, sollten die Betroffenen mit speziellen Verhaltensweisen, Hilfsmitteln und veränderter Nahrung motiviert werden, wieder zu essen. Erst wenn diese Maßnahmen nicht erfolgreich sind, sollte über eine Sondenernährung nachgedacht werden.

- Das Essverhalten der Betroffenen sollte von Beginn ihrer Erkrankung kontinuierlich beobachtet und dokumentiert werden, um ein verändertes Essverhalten und ein Nicht-Mehr-Essen erklären zu können.

- Ernährungsprobleme müssen so früh wie möglich entdeckt und behoben werden. Eine Sondenernährung sollte auch dann eingeleitet werden, wenn der Betroffene noch ausreichend körperliche Ressourcen hat und eine Mangelernährung sich noch nicht deutlich herausgebildet hat.

---

21 Die Charta kann eingesehen werden unter:
www.huethig-jehle-rehm.de/data/resources/bfea53ab9b5.pdf

- Andere Erkrankungen und körperliche Einschränkungen, die Ursache einer mangelnden Nahrungsaufnahme sein könnten, müssen für die Entscheidung berücksichtigt und – soweit möglich – behoben werden.
- Demenzkranke sollten nur dann über eine Sonde ernährt werden, wenn sichergestellt wurde, dass es in ihrem Interesse ist.
- Liegt eine Patientenverfügung vor, muss festgestellt werden, ob das, was dort festgehalten wurde, der gegenwärtigen Realität entspricht. Außerdem ist darauf zu achten, dass die Verfügung richtig interpretiert wird.
- Schon im Anfangsstadium der Demenz sollte man mit dem Erkrankten über seine Vorstellungen und Wünsche am Ende seines Lebens sprechen. Die Gesprächsergebnisse sollten dokumentiert werden (vgl. Bosshard et al., 1999; Vollmann, 2000).
- Es muss versucht werden zu klären, ob der Demenzkranke sich im Sterbeprozess befindet.
- Ist eine Sondenernährung erforderlich, sollte der Demenzkranke möglichst weiterhin am sozialen Leben teilnehmen und in die alltäglichen Abläufe (z. B. Teilnahme an den Tagesmahlzeiten) einbezogen werden.
- Ist eine Sondenernährung erforderlich, muss eine bedarfsgerechte Ernährung gewährleistet werden. Eine pauschale Zufuhr birgt die Gefahr einer Mangel- oder Fehlernährung.

Informationen zu den Themen Nahrungsverweigerung, künstliche Ernährung und PEG-Sonden findet man unter folgender Adresse: www.nahrungsverweigerung.de.

Folgen einer ausschließlichen Sondenernährung für die Lebensqualität

Essen und Trinken gehören zu den letzten Fähigkeiten, die Demenzkranken bleiben. Diese Fähigkeiten müssen bis zum Tod erhalten werden – auch mit einer Sonde. Werden Menschen ausschließlich mit Sondenkost ernährt, verlieren sie grundlegende Sinneswahrnehmungen (Schmecken, Riechen und Fühlen von Nahrung) und sämtliche der damit verknüpften Empfindungen (Wohlbefinden, Lustgewinn). Die Kranken schmecken nur noch die Sondennahrung. Das schränkt ihre Lebensqualität erheblich ein. Als Reaktion darauf kann sich ihr körperlicher und psychischer Zustand gravierend verschlechtern.

Erfahrungen mit pflegebedürftigen Demenzkranken, die über eine Sonde ernährt wurden, haben gezeigt, dass eine veränderte Nahrungszufuhr eine Verbesserung des psychischen und physischen Zustands bedeuten kann (vgl. Terra Nova Films, und Kojer, 2003). Ein zusätzliches Angebot von Nahrungsmitteln und Getränken verknüpft mit professioneller Pflege und Zuwendung können eine soziale Deprivation verhindern oder verzögern.

Sondenernährung immer mit zusätzlichen Nahrungsangeboten kombinieren. Wird eine PEG-Sonde gelegt, sollten dem Demenzkranken weiterhin zusätzlich Nahrung und Getränke angeboten werden. Auch bei vollkommener Schluckunfähigkeit kann mit den Methoden der «Basalen Stimulation» der Geschmack angeregt werden.

Wenn möglich, sollte auf Sondennahrung zurückgegriffen werden, die auf natürlichen Lebensmitteln basiert.

Darf die Sondenernährung abgebrochen werden?

Verändert sich der physische oder psychische Zustand des Betroffenen, muss das Behandlungsteam überlegen, ob eine Ernährung über eine Sonde von dem dementen Menschen noch gewünscht wäre. Wird die Frage mit nein beantwortet, muss die Sonde entfernt und die künstliche Ernährung eingestellt werden. Eine einmal begonnene Ernährung über eine Sonde führt nicht zur Verpflichtung diese auch bis zum Tod fortzusetzen.

Öffentliches Bewusstsein für das Thema
Künstliche Ernährung Demenzkranker schaffen

Es ist die Aufgabe von Bildungs- und Gesundheitspolitikern, von Verantwortlichen aus Forschung und Lehre, die *künstliche Ernährung von dementen Menschen* deutlicher in das öffentliche Bewusstsein zu rücken. Grundlegend ist hierzu, den Akteuren Wissen über die Wirkung und Folgen einer PEG-Sondenernährung bei Menschen mit Demenz zu vermitteln. Dazu einige Empfehlungen:

- Die Implementierung von Ethikkomitees in Krankenhäusern, stationären Alteneinrichtungen und im ambulanten Bereich sollte gefördert und unterstützt werden.

- Für die Alten- und Krankenpflegeausbildung sollte ein Curriculum für ethische Konfliktfälle und die Auseinandersetzung mit dem Thema Sterbehilfe entwickelt werden.

- Über *Ernährung am Lebensende bei alten Menschen* sollte mono- und multidisziplinäre Grundlagenforschung gefördert werden.
- Es sollten Entscheidungshilfen für Angehörige entwickelt werden, z. B. über:
  a) Informationsbroschüren
  b) die Förderung der Beratungskompetenz von Pflegeexperten, Ärzten u. a. Professionellen
  c) die Einrichtung von speziellen Beratungsstellen, die sich auf «Ernährung am Lebensende» konzentrieren
- Der gesellschaftliche Diskurs über ethische Fragen am Lebensende von alten, dementen Menschen sollte forciert werden. An einem solchen Diskurs sollten sich nicht nur Experten, Vertreter von Berufsverbänden oder Akademiker beteiligen, sondern auch pflegende Angehörige, Betroffene und Bürger, die weder beruflich noch privat mit dem Thema befasst sind.
- Es sollten generationsübergreifende Auseinandersetzungen über Krankheit, Sterben und Tod in der Gesellschaft gefördert werden (vgl. Bosshard et al., 1999; Vollmann, 2000).
- Es sollte verdeutlicht werden, dass ein würdevolles und lebenswertes Leben mit einer Demenzerkrankung möglich ist und wie es gestaltet werden kann.
- Wertvorstellungen und Wünsche dementer Menschen, über ihr eigenes Lebensende sollten ergründet werden. Im Einzelfall sollten diese Vorstellungen dokumentiert und in einer Patientenverfügung formuliert werden. Es sollte angemerkt werden, dass der Betroffene die Verfügung mit einer Person seines Vertrauens (Betreuungsverfügung, Vorsorgevollmacht) besprochen hat und die Vertrauensperson an der Verschriftlichung der Verfügung beteiligt war.

Teil 3
Konsequenzen

13 Wissen, Bildung und Ernährung

Alle Akteure, die Einfluss haben auf die Qualität der Ernährung von alten und dementen Menschen, müssen informiert, beraten und geschult werden. Die Schulungen sollten sich nicht allein auf spezielle Ernährungsfragen und die Anpassung der Küchenausstattung konzentrieren, sondern auch die Kommunikations-, Beratungs- und Anleitungskompetenz der Verantwortlichen fördern. Darüber hinaus sollten den Verantwortlichen – Professionellen, Angehörigen und Ehrenamtlichen – Supervisionen angeboten werden.

Um überhaupt ein Bewusstsein für das Thema zu schaffen, empfiehlt es sich, in Tagesveranstaltungen über die wichtigsten Aspekte zu informieren.

Neben der Vermittlung von grundsätzlichen Ernährungskompetenzen sind für die Ernährung von Demenzkranken spezielle Kenntnisse erforderlich, die in der Ausbildung sowie in zielgruppenorientierten Fort- und Weiterbildungen für Profis und Laien vermittelt werden müssen.

13.1 *Ernährung alter Menschen* – ein Randthema in der Ausbildung

In den pflegerischen, hauswirtschaftlichen, medizinischen und anderen therapeutischen Ausbildungen wird das Thema Ernährung bisher stiefmütterlich behandelt. Eine deutlich stärkere Integration von Ernährungsaspekten in die Lehrpläne ist dringend erforderlich. Darüber hinaus sollten Küchen- und Hauswirtschaftspersonal geriatrische Kenntnisse vermittelt werden. (Volkert, 2002)

In der Pflegeausbildung wird das Lernfeld «Alte Menschen mit Unterstützungsbedarf beim Essen und Trinken personen- und situationsbezogen pflegen» bislang vernachlässigt. Schwachstellen «beim Fachwissen und Bewusstsein der

Mitarbeiter für ihre Tätigkeit» (Brüggemann, 2003:689) sind deshalb nicht verwunderlich.

Auch in der Ausbildung von Lehrern für Pflegeberufe spielt die Ernährung bisher kaum eine Rolle. Gerade sie sind aber gefordert, Kenntnisse zu vermitteln und für die Ernährungsproblematik zu sensibilisieren.

Empfehlungen für eine Verbesserung der pflegerischen Ausbildungssituation

Das Kuratorium Deutsche Altershilfe (KDA) hat in seinen «Materialien für die Umsetzung der Stundentafel» (KDA, 2003)[22] für eine bundeseinheitliche Altenpflegeausbildung unter anderem auch Themen für das Lernfeld «essen und trinken können» vorgeschlagen. Die Auszubildenden sollen hier vor allem lernen, Ernährungsprobleme zu erkennen. Weil es keine bundeseinheitlichen Ausbildungsregelungen gibt, sind die Unterrichtskonzepte zum Teil recht unterschiedlich. Ein Erfahrungsaustausch im Sinne eines Benchmarkings könnte helfen, gelungene Ausbildungskonzepte für das Lernfeld «essen und trinken können» zu identifizieren und über die unterschiedlichen Konzepte und ihre Praktikabilität zu diskutieren. Auch Erfahrungen aus anderen Ländern könnten möglicherweise hilfreich sein (z. B. Marshall, 2003; Crawley, 2005).

Bereits vorhandenes Wissen über Ernährung, Pflege, Betreuung und Versorgung demenzkranker Menschen kann für eine Lehrplanentwicklung genutzt werden. Es sollte eine Synopse der ernährungsbezogenen Inhalte in den Stundentafeln der Pflegeausbildung in den verschiedenen Bundesländern erstellt und ein «Curriculum Ernährung und Demenz für die Gesundheits- und Krankenpflegeausbildung» erarbeitet werden.

Empfehlungen für eine zielgerichtete Vermittlung von Ernährungskenntnissen

Es wird einige Zeit vergehen, bis die in einer problemorientierten Aus- und Weiterbildung erworbenen Kompetenzen in der Praxis zu Verbesserungen führen. Um jetzt schon Einfluss auf die Ernährungssituation nehmen zu können, muss daher nach Alternativen für die Vermittlung von Ernährungskenntnissen gesucht werden.

---

22 Unter www.kda.de/german/showarticles.php?id_art=83 finden Sie eine kurze Beschreibung der Publikation.

Eine zielgerichtete Fortbildung (z. B. in Form von E-Learning) der cirka 300 000 beruflich Pflegenden in Heimen und ambulanten Diensten könnte relativ schnell zu Verbesserungen in der Praxis führen. Dazu sollte ein Blended Learning-Angebot «Essen, Trinken und Bewegen bei Demenz» entwickelt werden.

Ideal wäre auch die Ausbildung von Experten für die «Ernährung von Menschen mit Demenz», die den Mitarbeitern als «Ansprechpartner in Heimen, Krankenhäusern und häuslicher Pflege, insbesondere bei demenzbedingten Ernährungsproblemen» zur Verfügung stehen könnten.

13.2 Fort- und Weiterbildungen für Profis

Auch in der Fort- und Weiterbildung von professionell Pflegenden und Pflegelehrenden, Pflegewissenschaftlern, Ärzten, Therapeuten, Heimköchen und anderen hauswirtschaftlichen Mitarbeitern, Beratern, (Innen-)Architekten, Wohnungsanpassern, Qualitätssicherern oder (Fach)Journalisten wird das Thema Ernährung alter und (demenz)kranker Menschen bislang weitestgehend vernachlässigt. Wird es behandelt, dann meist mit dem Schwerpunkt Ernährungsmedizin.

Für die je spezifischen Fort- und Weiterbildungen mangelt es zudem an gut ausgebildeten Dozenten und entsprechenden Lehrmitteln.

Damit Beeinträchtigungen des Ernährungs- und Gesundheitszustandes frühzeitig wahrgenommen und Gegenmaßnahmen ergriffen werden können, ist es dringend erforderlich, mehr, intensivere und zielgruppenspezifisch aufbereitete Schulungsmaßnahmen über «Ernährung bei Demenz» für alle Verantwortlichen anzubieten, die beruflich mit alten und kranken Menschen zu tun haben (z. B. Allgemein- und Fachärzte, nicht medizinisch qualifiziertes Praxispersonal, Pflegekräfte im ambulanten und stationären Bereich, Mitarbeiter gerontopsychiatrischer Dienste, Mitarbeiter hauswirtschaftlicher Bereiche und Anbieter von Essensdiensten). Heimleitung und Heimpersonal, Mitarbeiter in Krankenhäusern und ambulanten Einrichtungen benötigen Fachwissen, Supervisionen und Beratung, um den Anforderungen gerecht werden zu können. Die rund 80 000 Haus-, Fach- und Klinikärzte in Deutschland sollten allgemeine Kenntnisse über demenzielle Erkrankungen besitzen und über Möglichkeiten und Schwierigkeiten der Ernährung bei Demenz informiert sein. Hier sind auch die Berufsverbände gefordert, entsprechende Bildungsmaßnahmen anzubieten.

Wichtig sind ferner die Sensibilisierung und Schulung von Hausärzten und die Verbesserung der zahnärztlichen Versorgung von Menschen mit Demenz.

13.3 Schulungen für pflegende Angehörige

Die meisten Menschen mit Demenz werden zu Hause versorgt. Schulungsangebote für pflegende Angehörige oder andere Bezugspersonen sind deshalb ein vielversprechender Ansatz, um auf den Umgang mit herausforderndem Essverhalten vorzubereiten und Risiken einer Mangelernährung frühzeitig entgegenzuwirken. Möglicherweise können der Gesundheitszustand und das Wohlbefinden der Kranken und der Pflegenden positiv beeinflusst werden.

Bei der Information, Beratung und Schulung der pflegenden Angehörigen müssen deren unterschiedlichen Fähigkeiten berücksichtigt werden. Vor allem pflegende Männer sind in dieser Situation oft das erste Mal damit konfrontiert, für andere kochen zu müssen. Die fehlenden Kompetenzen können ihnen beispielsweise in speziellen Kochkursen für pflegende Männer vermittelt werden. Solche Kurse sollten verknüpft sein mit Betreuungsangeboten für die pflegebedürftigen Frauen.

Schulungen sollten sich auf alle Phasen, auch auf die Frühphase, der Erkrankung beziehen.

Literaturempfehlung für Angehörige: Social Invest Consult (Hrsg.): Demenz und Ernährung: Gut für Leib und Seele – Essen und Trinken mit allen Sinnen. (Informationsbroschüre für Angehörige und professionell Pflegende. Erstellt im Auftrag des Bayrischen Staatsministeriums für Arbeit und Sozialordnung, Familie und Frauen.) Zu beziehen über: SIC – Gesellschaft für Forschung, Beratung, Organisationsentwicklung und Sozialmanagement mbH, Fröhlichstraße 16, 88150 Augsburg, Telefon (0821) 22 79 90, Fax (0821) 22799-15, E-Mail: kontakt@sic-augsburg.de, Web: www.sic-augsburg.de

Ein Ernährungsschulungsprogramm für pflegende Angehörige

Praxisbezogene Schulungen über Ernährung bei Demenz könnten beispielsweise im Rahmen der gesetzlichen Pflegekurse für Angehörige angeboten werden. Krankenkassen, professionell Pflegende und Ärzte müssen auf solche Kurse aufmerksam machen.

Empfehlenswert für Angehörigenschulungen sind die kostenlose Broschüre der Deutschen Alzheimer Gesellschaft zur «Ernährung in der häuslichen Pflege Demenzkranker» (Wojnar, 2006), die Schrift «Essen und Trinken bei Demenz» (Crawley, 2005) und «Der beste Anzug» von Jenkins (2006).

Ein Ende der 1990er-Jahre in Toulouse entwickeltes Ernährungsschulungsprogramm für pflegende Angehörige könnte wegweisend sein, weil es sich nicht auf die Ernährung der Kranken beschränkt, sondern Angehörige einbezieht. Dieses Programm wird im Folgenden vorgestellt.

Mit dem Ziel, pflegende Angehörige für das Problem der Mangelernährung bei Menschen mit Demenz zu sensibilisieren und Gewichtsverlusten vorzubeugen, wurde in Zusammenarbeit mit der europäischen Kommission ein einjähriges Ernährungsschulungsprogramm[23] entwickelt (Brinner, 2005).

Das Programm wurde von 1998 bis 1999 in Toulouse gemeinsam mit der örtlichen Alzheimer Gesellschaft, 51 Patienten aus der Tagesklinik des Universitätskrankenhauses und deren pflegenden Angehörigen durchgeführt.

In insgesamt neun einstündigen Sitzungen erhielten die Angehörigen wichtige Informationen über die Erkrankung, Störungen des Essverhaltens und den Umgang damit. Sie wurden über die Grundlagen einer nährstoffreichen und ausgewogenen Ernährung älterer Menschen informiert. Mit Hilfe eines Fragebogens wurden Vorlieben und Abneigungen der Erkrankten gegenüber verschiedenen Nahrungsmitteln ermittelt, Hinweise zum Austausch einzelner Nahrungsbestandteile gegeben und Möglichkeiten zur Nahrungsergänzung aufgezeigt. Auch auf den Zusammenhang zwischen Trinkmenge und Unruhe wurde hingewiesen.

In einem praktischen Teil des Schulungsprogramms stellten die Teilnehmer verschiedene Mahlzeiten zusammen und bereiteten sie gemeinsam zu. Die Schulungsteilnehmer erhielten praktische Tipps, das Nahrungsangebot abwechslungsreich, vielfältig und appetitanregend zu gestalten, Speisen anzureichern, zu portionieren und Flüssigkeit anzudicken.

Neben der Nahrungszusammenstellung, -gestaltung und -zubereitung wurde auch die Nahrungsaufnahme thematisiert. So wurde etwa gezeigt, wie eine Mundmassage durchzuführen ist und der Schluckreflex stimuliert werden kann.

Das Toulouser Programm sollte übersetzt und in Deutschland erprobt und bei positivem Verlauf, gegebenenfalls unter Anpassung an hiesige Verhältnisse, implementiert werden.

Die Erfahrungen mit dem Toulouser Ernährungsschulungsprogramm legen nahe, Angehörigen im Anschluss an Schulungen grundsätzlich die Möglichkeit fach- und sachkompetenter Beratung und Unterstützung zu bieten.

---

23 In diesem Zusammenhang wurde folgender 14-seitiger Ratgeber zusammengestellt: «Nutrition, Alzheimer's Disease and Health Promotion. A Programme Implemented by the European Commission. Practical Guide.» Die Broschüre informiert über die Effekte der Alzheimer Krankheit auf den Ernährungszustand und gibt Hinweise zum Umgang mit Ernährungsproblemen.

13.4 Lehr- und Lernmittel

Bislang gibt es zu wenig spezifische Lehr- und Lernmittel für die Aus-, Fort- und Weiterbildung der unterschiedlichen verantwortlichen Berufsgruppen. Die vorhandenen (pflege-)wissenschaftlichen Forschungsergebnisse gelangen noch zu selten in die Praxis. Eine lobenswerte Ausnahme stellt das 2001 von der Deutschen Gesellschaft für Gerontopsychiatrie und -psychotherapie mit einem Förderpreis ausgezeichnete Lehrvideo der Alzheimer-Gesellschaft Mittelhessen «Interaktionen mit dementen Menschen» dar. Die Professorin Eva-Maria Ulmer (FH Frankfurt) und Kirsten Margraf demonstrieren in diesem Film sehr anschaulich, wie Pflegende Menschen mit schwerer Demenz durch entsprechende Anregung und (non)verbale Ansprache helfen können, große Teile der komplexen Vorgänge beim Essen und Trinken selbstständig durchzuführen und sich so handlungsfähig zu erleben. Gleichzeitig zeigt sich ein positiver Einfluss auf das Wohlbefinden der Kranken.[24]

Forschungsarbeiten und Theorie-Praxis-Projekte fördern und Lehr- und Lernmittel entwickeln

Hochschulen und Verlage sollten Lehr- und Lernmittel (Lehr-Bücher, Videos, CDs, Websites) zur Ernährung bei Demenz entwickeln. Weil hierfür in Deutschland nicht immer auf wissenschaftlich abgesicherte Daten und Materialien zurückgegriffen werden kann, sind weitere Forschungsarbeiten, Literaturstudien, wissenschaftlich begleitete Modellprojekte und eine verbesserte Kooperation zwischen (pflegewissenschaftlichen) Hochschulen und Praxiseinrichtungen erforderlich und es sollte Benchmarking betrieben werden. Als Basis für den Nachweis der Wirksamkeit von Interventionen fordert die Pflegewissenschaftlerin Ruth Schwerdt (2005:78) eine repräsentative Studie über die Prävalenz und Inzidenz von Mangelernährung.

Stiftungen, die neben der öffentlichen Hand entsprechende Projekte unterstützen könnten, sind z. B. die Robert Bosch Stiftung, die Stiftung Wohlfahrtspflege NRW, die Stiftung Deutsches Hilfswerk und das Deutsche Forum Prävention und Gesundheitsförderung.

---

24 Unter folgender Adresse findet man eine kurze Beschreibung des Videos bzw. der DVD: www.nahrungsverweigerung.de/Buchempfehlungen/buchempfehlungen.htm

Informationen aus dem Internet

Informationen für Profis und Laien zum Thema Ernährung bei Demenz bietet auch das Internet. Neben den schon in anderen Kapiteln genannten Websites sind folgende Seiten empfehlenswert:

- Die Arzneimittelfirma Pfizer bietet eine Website für Demenzkranke mit zahlreichen Informationen rund um die Erkrankung, unter anderem auch zum Thema Ernährung (www.alois.de/index.htm?sid=Qwnl8sPit5AAANUbazo).

- Die Arzneimittelfirma Merz beantwortet auf ihrer Website für Demenzkranke auch Fragen zum Thema Ernährung (www.alzheimerinfo.de/home).

- Caterer und Anbieter von Fertignahrung richten sich mit ihrem Angebot auch an Demenzkranke. So hat das Unternehmen *apetito* (www.apetito.de) einen eigenen Leitfaden und eine Produktpalette für die Ernährung von Demenzkranken entwickelt. Für den Bundesverband der privaten Altenheime hat *apetito* das Konzept *QuETiA* (Qualitätssicherung Essen und Trinken im Alter) entwickelt (Bezugsmöglichkeiten vgl. Literaturverzeichnis).

- Die Deutsche Alzheimer Gesellschaft (www.deutsche-alzheimer.de) thematisiert in ihren Kursmaterialien «Hilfe beim Helfen» die Ernährung ab dem mittleren Krankheitsstadium. Sie geht auf den Gewichtsverlust durch Unruhe und Bewegungsdrang ein und gibt für das späte Stadium der Erkrankung eine Reihe hilfreicher Grundregeln zum Umgang mit Problemen.

- Auf der Website der Alzheimer Angehörigen-Initiative e. V. (www.alzheimerforum.de) findet man (mit Hilfe der Stichwortsuche) zahlreiche Informationen rund um das Thema Ernährung.

- Über die Website der Deutschen Seniorenliga (www.deutsche-seniorenliga.de) kann man die Broschüre «Mangelernährung erkennen und vermeiden» als Datei via E-Mail oder als Printausgabe über die Post bestellen.

Unter der Adresse www.dsl-alzheimer.de/pflege.php erhält man Informationen über die «Pflege von Alzheimer-Patienten», darunter auch Hinweise zur Ernährung. «Ein Leitfaden für Angehörige» zum Thema Pflege kann man sich über folgende Adresse bestellen: www.dsl-alzheimer.de/service.php.

- Über die Website *Nutrinews* der Firma Nestlé (www.nutrinews.de/) erhalten pflegende Angehörige ausführliche Informationen über Maßnahmen bei Mangelernährung.

13.5 Aufklärungskampagnen

Das Bundesministerium für Familie, Senioren, Frauen und Jugend hat ein Projekt des Hamburger Albertinen-Hauses zur aktiven Gesundheitsförderung im Alter unterstützt. Damit wurde eine «Blaupause zur bundesweiten Anwendung» (BMFSFJ, 2004) geschaffen. Die Studie soll geriatrische Zentren, Gerontologen, Hausärzte und ambulante Pflegedienste darüber aufklären, welcher Nutzen aus der Gesundheitsförderung älterer Menschen gezogen werden kann. Das Projekt bezog Menschen mit Demenz ausdrücklich nicht ein, trotzdem könnten die Informationen geeignet sein, den Beginn von Demenzerkrankungen hinauszuzögern.

«Fit im Alter – gesund essen, besser leben» – ist das Motto einer 2003 gestarteten mehrjährigen Kampagne des Bundesverbraucherministeriums, die voraussichtlich noch bis Ende 2008 läuft. Ziel ist es, die Bedeutung der Ernährung für die geistige und körperliche Fitness zu vermitteln und auf die speziellen Ernährungsprobleme von Senioren aufmerksam zu machen. In Schulungen für Mitarbeiter von Senioreneinrichtungen sowie Fortbildungen für Multiplikatoren wird das Thema «Ernährung bei Demenz» mit behandelt. (Informationen dazu bei der Deutschen Gesellschaft für Ernährung (DGE) bzw. unter
www.dge.de/modules.php?name=Content&pa=showpage&pid=14)

14 Forderungen und gesetzliche Regelungen für die Ernährung Hilfebedürftiger

Die Ernährung pflege- und hilfebedürftiger Menschen und die erforderliche Unterstützung dafür sind gesetzlich geregelt und im Sozialgesetzbuch (SGB V und XI) verankert. An diese Gesetze anknüpfend wurden 2005 Forderungen für eine bedürfnisorientierte Ernährung Hilfebedürftiger vom *Runden Tisch Pflege* (Kap. 14.3) proklamiert, einer Initiative, die von den Bundesministerien für Familie, Senioren, Frauen und Jugend sowie für Gesundheit und Soziale Sicherung ins Leben gerufen wurde.

Im vorliegenden Kapitel werden die im Kranken- und Pflegeversicherungsrecht verankerten ernährungsbezogenen Regelungen dargestellt und die Rechte auf eine bedürfnisorientierte Ernährung wie sie in der «Charta der Rechte hilfe- und pflegebedürftiger Menschen» (vgl. BMFSFJ/BMG, 2006; Kap. 14.3) formuliert sind, präsentiert.

14.1 Ernährungsbezogene Regelungen im Krankenversicherungsrecht (SGB V)

Die für die Ernährung und Flüssigkeitsversorgung wichtigen rechtlichen Regelungen nach dem Kranken- und dem Pflegeversicherungsgesetz sind in der Grundsatzstellungnahme des MDS ausführlich beschrieben (MDS, 2003:15 ff.).

Das Krankenversicherungsrecht regelt zum Beispiel:

- die Vermeidung von Mangel- und Fehlernährung als Präventionsprinzip,
- wann Trink- und Sondennahrung als Arzneimittel gelten,

- welche Ess- und Trinkhilfen verordnet werden können,
- sonstige Leistungen wie Ergotherapie, Logopädie (z. B. bei Kau- oder Schluckstörungen oder nach einem Schlaganfall).

14.2 Ernährungsbezogene Regelungen im Pflegeversicherungsrecht (SGB XI)

Das Pflegeversicherungsrecht regelt Ernährungsfragen von Hilfe- und Pflegebedürftigen unter anderem in:

- den Qualitätsmaßstäben nach § 80 SGB XI,
- den auf Landesebene abgeschlossenen Rahmenverträgen über die pflegerische Versorgung nach § 75 SGB XI,
- den Begutachtungsrichtlinien des Medizinischen Dienstes der Krankenkassen (MDK) und
- den Qualitätsprüfungs-Richtlinien des MDK.

Beratungsbesuche und Pflegekurse bei häuslicher Versorgung

Leben SGB XI-Leistungsempfänger zu Hause und erhalten ausschließlich Geldleistungen werden sie regelmäßig im Auftrag der Pflegekasse von einem Pflegedienst besucht und beraten. Die Beratung soll der Sicherung der Qualität der häuslichen Pflege und der regelmäßigen Hilfestellung und praktischen pflegefachlichen Unterstützung der häuslich Pflegenden dienen. Bei den Beratungsbesuchen sollte auf etwaige Risikofaktoren für eine Mangelernährung geachtet und gegebenenfalls ein Assessment veranlasst werden.

Für die betreuenden Personen (Angehörige oder Ehrenamtliche) bieten die Pflegekassen Pflegekurse an, in denen auch Ernährungsfragen behandelt werden (sollten).

Unterschiedliche Ernährungsregelungen in den Bundesländern

Die auf Landesebene abgeschlossenen Rahmenverträge nach § 75 SGB XI über eine wirksame und wirtschaftliche pflegerische Versorgung sind von Bundesland zu Bundesland unterschiedlich. Die differenziertesten Anforderungen für eine bedarfs- und bedürfnisorientierte Ernährung von Pflegebedürftigen in Heimen wurden in Hessen getroffen. Hier wird von den Einrichtungen gefordert, dass sie:

- die individuellen Wünsche der Bewohner berücksichtigen
- altersgerechte Kost unter Berücksichtigung ernährungswissenschaftlicher Erkenntnisse anbieten
- zu allen Mahlzeiten (auch beim Frühstück und Abendessen) Auswahlgerichte und Wahlmöglichkeiten anbieten
- flexible Essenszeiten anbieten
- Zwischenmahlzeiten und Getränke anbieten.

Desiderat Mangelernährung

Bei der Formulierung der Regelungen im Kranken- und Pflegerecht hat Mangelernährung als Hauptproblem von älteren Menschen noch nicht die ihr gebührende Aufmerksamkeit gefunden. Mit den Begutachtungsdaten des Medizinischen Dienstes der Krankenkassen (MDK) könnte hier Abhilfe geschaffen werden.

Erhobene Daten des MDK für eine Kampagne gegen Mangelernährung nutzen

Bei der Begutachtung der Pflegebedürftigkeit wird regelmäßig der Allgemeinzustand erhoben. Erfasst werden Größe, Gewicht, Ernährungs- und Kräftezustand sowie die Hautbeschaffenheit der Hilfebedürftigen. Bei der Begutachtung von Pflegebedürftigkeit wird außerdem der Zeitaufwand für Hilfen beim Essen und Trinken berücksichtigt. (Die Erhebung dieser Daten erfolgt nach den Richtlinien der Spitzenverbände der Pflegekassen zur Begutachtung von Pflegebedürftigkeit nach dem XI. Buch des Sozialgesetzbuches vom 11. Mai 2006.)

Durch die Gutachtertätigkeit des MDK liegen Daten über den Ernährungszustand von rund zwei Millionen Leistungsempfängern der Pflegeversicherung vor und auch Daten über den Ernährungszustand der Antragsteller, denen keine Pflegestufe zuerkannt worden ist. Die Auswertung dieser Befunde könnte ein Bild vom Ernährungszustand unter den pflegebedürftigen Menschen mit und ohne Demenz liefern. Auch die von den Gutachtern ausgesprochenen Empfehlungen könnten auf diesem Weg gesichtet werden. Diese Materialien wären eine gute Basis für regelmäßige Berichterstattungen über den Ernährungszustand von Menschen mit Pflegebedarf und könnten genutzt werden für eine Kampagne zur Verbesserung der Ernährungssituation von pflegebedürftigen Menschen.

Pflegende und Ärzte sollten kooperieren

Pflegende und Mediziner sollten sich gemeinsam auf die Ernährungs- und Flüssigkeitsversorgung von alten und demenziell erkrankten Menschen konzentrieren. Dazu müssen sie die Möglichkeit erhalten, sich Kompetenzen über Ernährung im Alter und bei Krankheit anzueignen, regelmäßig aufzufrischen und zu aktualisieren.

14.3 Rechte hilfebedürftiger Menschen auf bedürfnisgerechte Ernährung

Um «die Position hilfe- und pflegebedürftiger Menschen in Deutschland zu stärken», wurde am *Runden Tisch Pflege* (Runder Tisch Pflege. Arbeitsgruppe IV, 2005) die *Charta der Rechte hilfe- und pflegebedürftiger Menschen* entwickelt. «In der Charta werden Rechte und Ansprüche hilfe- und pflegebedürftiger Menschen gebündelt und in allgemein verständlicher Weise konkretisiert». (BMFSFJ/BMG, 2006 und www.dza.de/allgemein/politik-rundertisch.html; unter dieser Adresse erhält man Informationen über die Charta und den Runden Tisch Pflege.)

Hier sind unter anderem auch Rechte auf eine bedarfs- und bedürfnisgerechte Ernährung von Menschen mit Pflegebedarf formuliert. Jeder, der für pflege- und hilfsbedürftige Menschen verantwortlich ist, sollte sie in seinem Handeln berücksichtigen. Dies gilt nicht zuletzt für diejenigen, die über die Höhe der Heimpflegesätze entscheiden. Im Folgenden werden die Rechte vorgestellt.

Hilfebedürftige haben ein Recht auf bedarfs- und bedürfnisgerechte Speisen- und Getränkeangebote

«Sie können erwarten, dass Ihre Wünsche und Bedürfnisse beim Essen und Trinken beachtet werden. Die Speisen sollen in ausreichendem Maße, appetitanregend, abwechslungsreich, altersgerecht und gesundheitsförderlich angeboten werden. Ihre Vorlieben und Abneigungen bei Speisen und Getränken sollten weitestgehend berücksichtigt werden. Bekannte Unverträglichkeiten sind zu beachten.» (Runder Tisch Pflege. Arbeitsgruppe IV, 2005:12. Alle folgenden Zitate in 9.3 entstammen derselben Quelle.)

Hilfebedürftige haben ein Recht auf Mitsprache bei der Speisenplangestaltung

«Wenn Sie in einer stationären Einrichtung leben, haben Sie das Recht, selbst oder über entsprechende Gremien (z. B. Heimbeirat, Heimfürsprecher) auf wichtige Entscheidungen, die das Leben in der Einrichtung betreffen, Einfluss zu nehmen. Dazu gehört beispielsweise ein Mitspracherecht [...] bei der Gestaltung des Heimalltags (z. B. Speiseplanaufstellung).» (Ebd.:16).

Hilfebedürftige haben ein Recht auf flexibles Bereitstellen der Speisen und Getränke

«Ihre Mahlzeiten sollen Sie möglichst auch außerhalb der regulären Essenszeiten – Ihrem Lebensrhythmus und Appetit entsprechend – zu sich nehmen können. Zwischenmahlzeiten und Getränke sollen jederzeit zur Verfügung stehen.» (Ebd.: 12)

Hilfebedürftige haben ein Recht auf Hilfe beim Essen und Trinken durch Mitarbeiter, die dem Stand der Künste entsprechend qualifiziert sind

«Wenn Sie professionelle Hilfe benötigen, muss Ihnen eine fachlich kompetente und eine Ihrer Person zugewandte Pflege, Betreuung und Behandlung zukommen. Sie können erwarten, dass die Mitarbeiterinnen und Mitarbeiter entsprechend ihrer Aufgabe ausgebildet, fortgebildet, weitergebildet oder angeleitet sind und die notwendige Qualifikation aufweisen, die Ihrem Bedarf an Unterstützung, Pflege und Behandlung entspricht. Die Methoden und Maßnahmen müssen dem aktuellen Stand medizinischer und pflegerischer Erkenntnisse entsprechen.» (Ebd.:10)
«Die Speisen und Getränke müssen so serviert werden, dass Sie diese gut erreichen können. Besonders wenn Sie ambulant versorgt werden und bettlägerig sind, sollen die Sie betreuenden Personen darauf achten, dass entsprechende Lebensmittel in Ihre Nähe gestellt werden, damit Sie auch etwas trinken und essen können, wenn keine Hilfe vor Ort ist. Sollten Sie besonderes Besteck oder Geschirr benötigen, um selbständig essen und trinken zu können, muss Ihnen dieses bereitgestellt werden. Sofern Sie Hilfe beim Essen und Trinken benötigen, muss gewährleistet sein, dass man Ihnen die von Ihnen gewünschte Menge, in der von Ihnen dafür benötigten Zeit darreicht.» (Ebd.:12)

Demenziell erkrankte Menschen haben ein Recht auf besondere Aufmerksamkeit beim Essen und Trinken

«Besondere Aufmerksamkeit ist der Ernährung von Menschen mit Demenz beizumessen, die vielfach individuelle Anregung und Motivierung zum Essen und Trinken benötigen und häufig einen erhöhten Energiebedarf haben.» (Ebd.:13)

Hilfebedürftige haben ein Recht auf Berücksichtigung kultureller und religiöser Werte

«Wenn Sie Rituale oder religiöse Handlungen (wie z. B. Beten, Fasten, Waschungen) ausüben möchten, soll Ihnen die dazu erforderliche Hilfestellung zukommen.» (Ebd.:17)

Hilfebedürftige haben ein Recht, über künstliche Ernährung zu entscheiden

«Maßnahmen zur künstlichen Ernährung (Magensonden, Infusionen) dürfen nur mit Ihrer ausdrücklichen Zustimmung und nur aufgrund eines Abwägungsprozesses zwischen medizinischen, pflegerischen, ethischen und rechtlichen Aspekten erfolgen. Gegebenenfalls muss die Zustimmung einer von Ihnen bevollmächtigten Person oder der gesetzlichen Betreuerin bzw. des Betreuers eingeholt werden. Sie können erwarten, dass anerkannte ethisch-rechtliche Richtlinien zum Umgang mit Ernährungsproblemen beachtet werden.» (Ebd.:13).

Hilfebedürftige haben ein Recht auf Selbstbestimmung am Lebensende

«Solange Sie einwilligungsfähig sind, können Sie selbst darüber bestimmen, ob und in welchem Ausmaß eine Behandlung auch angesichts des möglicherweise nahenden Todes begonnen oder fortgeführt wird bzw. ob lebensverlängernde Maßnahmen durchgeführt oder unterlassen werden sollen [...]

In einer Patientenverfügung oder Vorsorgevollmacht können Sie vorab festlegen, wer im Falle Ihrer Einwilligungsunfähigkeit für Sie entscheiden soll und wie Ihr Sterbeprozess gestaltet werden bzw. wer Sie hierbei begleiten soll. Ebenso können Sie Ihre Vorstellungen zu bestimmten Behandlungsmaßnahmen für den Fall, dass Sie die nötige Einwilligungsfähigkeit nicht mehr besitzen, festlegen.» (Ebd.:18)

14.4 Chancen der Charta der Rechte hilfebedürftiger Menschen

Mit der Charta (BMFSFJ/BMG, 2006) ist es gelungen, die an verschiedenen Stellen des komplizierten deutschen Rechtssystems verankerten Rechte von pflegebedürftigen Menschen zusammenfassend, übersichtlich und verständlich zu gestalten.

Beim Deutschen Zentrum für Altersfragen (DZA) in Berlin wurde im Januar vom Bundesministerium für Familie, Senioren, Frauen und Jugend die Leitstelle Altenpflege eingerichtet. Aufgabe der Leitstelle ist es unter anderem die Charta in der Öffentlichkeit bekannter zu machen, Diskussionen zu den Inhalten der Charta anzuregen und gemeinsam mit Akteuren aus dem Bereich Pflege Umsetzungsmöglichkeiten der in der Charta beschriebenen Rechten herauszuarbeiten und aufzuzeigen. Dazu wird die Leitstelle eine Reihe bundesweiter und regionaler Veranstaltungen sowie Workshops zur Charta initiieren. (Informationen zur Leitstelle unter: www.dza.de).

Mit der herausgestellten und eindeutigen Präsentation der Rechte hilfebedürftiger Menschen ist die Hoffnung verknüpft, dass diese Rechte bei der Reform der Pflegeversicherung berücksichtigt werden, und die damit verbundenen Forderungen auch im Pflegerecht des Bundes, der Länder und der Selbstverwaltung ihren Niederschlag finden.

Zu fordern ist, die öffentliche Diskussion der Charta so zu führen, dass alle Interessierten verstehen und beurteilen können, wie sich die beschriebenen Rechte auf das Alltagsleben (z. B. die Esskultur im Betreuten Wohnen, in Heimen, Tagespflegeeinrichtungen und Hospizen) auswirken und welche Erwartungen Hilfebedürftige an Pflegende und andere Leistungserbringer richten können.

Leistungserbringer sollten die Rechte in ihren Leitbildern ausweisen. Das Mindeste, was angestrebt werden sollte ist, dass die Leistungserbringer die Rechte der Charta und die Standards, für deren Umsetzung sie die Verantwortung übernehmen, in ihren schriftlichen Leitbildern klar ausweisen und dafür sorgen, dass danach gelebt wird.

15 Grundlagen für eine verbesserte Ernährungskultur – Empfehlungen an Entscheidungsträger aus Politik, Wissenschaft und Wirtschaft

Bedarfs- und bedürfnisgerechte Ernährung alter und kranker Menschen darf nicht dem Zufall überlassen werden und keine Besonderheit einzelner Einrichtungen oder Personen sein.

Damit sich eine qualitativ hochwertige Ess- und Trinkkultur für alte und demenzkranke Menschen etablieren kann, müssen Voraussetzungen geschaffen werden, die den Verantwortlichen die Möglichkeit bieten, Wissen und Vorschläge in die Praxis umzusetzen. Es sind Strukturen nötig, die sicherstellen, dass die erforderlichen Handlungen systematisch auf breiter Ebene erfolgen. Entscheidungsträger aus dem Gesundheitswesen, aus Politik, Verwaltung, Management, Wissenschaft und Bildung in den unterschiedlichen Institutionen und Einrichtungen müssen dafür sorgen, dass gesetzliche Grundlagen geschaffen, Regelungen, Richtlinien und Standards dem Stand der Künste entsprechend (weiter)entwickelt werden und Wissen und Informationen sowie finanzielle und materielle Ressourcen verfügbar sind.

Im Folgenden werden Vorschläge für entsprechende Neuerungen und Änderungen gemacht.

15.1 Empfehlungen an Politiker in Bund, Ländern und Kommunen

Der Ernährung alter Menschen mehr Aufmerksamkeit schenken

Im Koalitionsvertrag 2005 werden «gesunde Ernährung und mehr Bewegung» für alle Altersgruppen als ein Ziel genannt (Koalitionsvertrag zwischen CDU, CSU, SPD, 2005:112; vgl. auch die Aktion des Bundesgesundheitsministeriums zur Gesundheitsprävention, www.die-praevention.de/index.html).

Ansätze für eine veränderte Ernährungskultur sind vorhanden, müssten aber dringend verstärkt werden. Die Politik muss dem Thema «Ernährung alter Menschen» eine größere Aufmerksamkeit als bisher schenken. Angesprochen sind hier die Alten- und Gesundheitspolitik des Bundes, der Länder und der Kommunen (z. B. Gesundheitsämter oder Informations-, Anlauf- und Vermittlungsstellen (IAV-Stellen) für pflegende Angehörige und Betroffene).

Auswirkungen politischer Entscheidungen bedenken

Bei Gesetzesentscheiden und der Festlegung von Kostensätzen und Qualitätsmaßstäben ist unter anderem zu überlegen, wie sich die Entscheidungen auf die Nahrungsversorgung der Hilfe- und Pflegebedürftigen auswirken. So ist es fraglich, ob das im Pflegesatz vorgesehene Entgelt für Lebensmittel und Getränke von ca. 3,60 Euro pro Tag ausreicht für eine ausgewogene bedarfs- und bedürfnisgerechte Verpflegung. Der Stellenwert von Essen und Trinken muss sich auch im Pflegesatz abbilden.

Die Öffentlichkeit informieren

Es sollte regelmäßig auf Bundesebene über den Ernährungszustand Älterer und insbesondere Alleinstehender mit und ohne Pflegebedarf berichtet werden (Kap. 14.2).

Die Themen *Ernährung im Alter, bei Demenz* und *in Heimen* sollten in den unterschiedlichen Institutionen und Medien behandelt werden, z. B. im Stadtrat und in allgemeinbildenden Schulen, im Rundfunk, Fernsehen und in Zeitschriften.

Bewusstsein schaffen

Um die Belange von Demenzkranken und ihren Angehörigen vertreten zu können, muss ein gesellschaftliches Bewusstsein für die Krankheit und die damit verknüpften Schwierigkeiten vorhanden sein. Die Öffentlichkeit und die Verantwortlichen müssen für die Situation der Betroffenen und ihre spezifische Problematik sensibilisiert werden.

In einer Öffentlichkeitskampagne sollte verdeutlicht werden, dass nicht nur Profis aus dem Gesundheits- und Sozialbereich (z. B. Pflegende, Ärzte, Hauswirtschaftspersonal, Arzthelferinnen) für das Wohlergehen der Kranken verantwortlich sind, sondern auch die Hilfe und Unterstützung vieler Dienstleister und Firmen des freien Marktes (z. B. Stadtplaner, Polizisten, Taxifahrer, Ladenpersonal, Architekten, Handwerker) nötig sind.

Aufruf für eine «demenzfreundliche Kommune». Auf kommunaler Ebene könnten die Bevölkerung, Bäcker, Metzger, Obst- und Gemüsehändler und andere Lebensmittelanbieter im Wohnviertel mit Informationen und Aufrufen sensibilisiert werden. Sie sollten angeregt werden, ihren Kunden – nicht nur Menschen mit Demenz – beim Benennen und Auswählen der Produkte, beim Bezahlen und beim Einpacken zu helfen oder ihnen zusätzliche Dienstleistungen anzubieten (z. B. Einkäufe nach Hause bringen). Ähnliche Aufrufe mit Hinweisen zur ‹demenzfreundlichen› Gestaltung von Fertiggerichten, Esszimmern, Küchen, elektrischen Geräten oder Gebäuden könnten an Restaurants, Anbieter von Fertiggerichten, Architekten, Ingenieure oder Techniker ergehen.

Qualifizieren

Allen Verantwortlichen müssen Qualifizierungsmöglichkeiten (z. B. über die VHS) geboten werden.

Versorgungs- und Hilfsangebote sicherstellen

In der kommunalen Altenhilfeplanung wird das Thema Ernährung bislang meist beschränkt auf das Angebot «Essen auf Rädern». Um Lücken und Qualitätsmängel in der örtlichen Infrastruktur aufzudecken, sollten Kommunen die Ernährungssituation und das gesamte Versorgungsangebot ihrer älteren Bürger, vor allem derjenigen mit Demenz, in den zuständigen Gremien (Sozial- und Gesundheitsausschuss, Pflege- und Gesundheitskonferenz) thematisieren.

Es sollte ermittelt werden, ob, wie viele und welche Einkaufsmöglichkeiten und niedrigschwellige(n) Angebote für Betroffene in den einzelnen Ortsteilen existieren:

- Gibt es Mahlzeitenangebote (z. B. in Alzheimer-Cafés, Begegnungsstätten, Gaststätten), wie Frühstück, Mittagstisch oder entsprechende Zubringerdienste? Sind die Angebote verknüpft mit Ernährungsaufklärung? Berücksichtigen sie die Bedürfnisse von Menschen mit Demenz?
- Gibt es für zu Hause Lebende Unterstützung (z. B. beim Einkaufen oder Kochen) durch Ehrenamtliche?
- Gibt es Wohnberatungen (z. B. über Notrufsysteme, übersichtliche Kücheneinrichtung einschließlich Herd mit Sicherheitsabschaltung) für Menschen mit Demenz?
- Gibt es leicht erreichbare Einkaufsmöglichkeiten mit preiswerten Lebensmittel-/Speiseangeboten?
- Existieren Suppenküchen in erreichbarer Nähe bzw. wäre es sinnvoll, solche einzurichten?

Kommunale Beschwerdestellen einrichten

Bei einer Häufung von Qualitätsproblemen in der Pflege sollten die Kommunen nach Münchener Vorbild eine kommunale Beschwerdestelle einrichten. Eine solche Einrichtung kann unter anderem Beschwerden über Ernährungsmängel in Heimen und der ambulanten Pflege nachgehen.

Ein Beispiel aus der Münchener Beschwerdestelle soll verdeutlichen, wie Beschwerden behandelt und wie die Mängel behoben werden können **(Tab. 1)**.

Kliniken mit Ernährungskonzepten fördern

In allen Bundesländern sollten Akutkrankenhäuser gefördert werden, die Konzepte zur Betreuung von Patienten mit Demenz entwickeln und dabei besonderen Wert auf die Verbesserung der Ernährung dieser Kranken legen.

Tabelle 1: Beispiel bestätigter Beschwerden und ihrer Bearbeitung (Auszug aus dem Bericht über die Tätigkeit der Münchener Beschwerdestelle in den Jahren 2003 und 2004:48).

Bestätigter Inhalt	Ursache	Ziel	Maßnahmen	Wirkungen
Stationär: Der betroffene Diabetiker bekommt entgegen seinen Wünschen am Nachmittag wohl reichlich Kuchen aber keine Suppe am Abend. Diabetiker im Pflegebereich des Altenheimes erhalten prinzipiell keine Suppe.	Fehlendes Problembewusstsein von Pflegekräften und der zuständigen Leitung für Möglichkeiten individueller Lösungen, die dem Wunsch der Bewohner entgegenkommen.	Suppe wird in Abstimmung mit dem Blutzuckerwert je nach Wunsch dem Pflegebedürftigen angeboten und zur Verfügung gestellt	• Küche ermöglicht grundsätzlich Diabetikern Suppe • Ärzte dokumentieren jeweils zulässige Broteinheiten • Korrekte Berechnung der Broteinheiten durch Pflegekräfte. • Pflegekräfte ordern das Essen entsprechend der Broteinheiten mit einer neuen Bestellliste in der Küche	• Betroffener und andere können grundsätzlich täglich Suppe erhalten je nach Broteinheiten. • Beschwerdeführerin ist froh, dass dem Betroffenen die für ihn so wichtige Suppe gereicht wird. • Pflegekräfte haben fachlich dazugelernt und erleben größere Zufriedenheit der betroffenen Bewohner. • Leitung hat eine bessere Servicequalität in der Einrichtung erreicht.

Sanierungen an Bedürfnissen orientieren

Vor jeder Instandsetzung von Altenhilfeeinrichtungen sollte auf der Basis aktueller Erkenntnisse geprüft werden, ob die jeweiligen Häuser den Erfordernissen einer demenzfreundlichen Ess- und Trinkkultur (noch) gerecht werden.

Mit Wettbewerben die Ernährungskultur verbessern

Wettbewerbe bieten Anreize für Neuerungen und schaffen Öffentlichkeit. Beispiele besonders gelungener Sanierungen und Neubauten sollten durch Wettbewerbe und Preisauslobungen identifiziert und bekannt gemacht werden.

Auf demselben Wege könnten nachahmenswerte Maßnahmen für eine verbesserte Ess- und Trinkkultur aus anderen Bereichen, z. B. der ambulanten oder stationären Pflege, öffentlich gemacht werden. Für Heimköche könnten öffentliche Auszeichnungen ein Anreiz sein, sich qualitativ und konzeptionell stärker zu engagieren.

Forschungsarbeiten fördern

Um die Wirksamkeit von Handlungen zu sichern, sind Forschungsarbeiten nötig, die Bestehendes evaluieren und auf deren Basis Neues entwickelt werden kann. Erforderlich sind etwa Leitlinien und Handlungsanweisungen für die unterschiedlichen Arbeitsbereiche und Tätigkeiten. Es werden technische Hilfsmittel, angepasstes Geschirr und Besteck und bedarfsgerechte Speisen benötigt. Außerdem erforderlich sind:

- eine epidemiologische Untersuchung über den Ernährungsstatus im Alter,
- die Entwicklung von praxistauglichen Expertenstandards «Essen und Trinken» für unterschiedliche Einrichtungen und von entsprechenden Umsetzungsstrategien.

15.2 Empfehlungen an Entscheidungsträger der Pflege- und Krankenkassen

Über den Ernährungszustand berichten und Konsequenzen ziehen

Die Pflege- und Krankenkassen sind letztlich verantwortlich für die Erhebung des Ernährungszustands bei Antragstellung auf eine Pflegeversicherungsleistung. Die vom Medizinischen Dienst der Krankenkassen erhobenen Daten könnten genutzt werden für eine nach Region, Alter, Geschlecht und Haushaltsform differenzierte Berichterstattung über den Ernährungsstatus alter und demenzkranker Menschen und für die Planung und Evaluation von Modellprojekten und Präventionsprogrammen.

Vor allem aber sollten die Pflegekassen ihre starke Stellung nutzen, damit die in der Charta (BMFSFJ/BMG, 2006) kodifizierten Rechte Hilfebedürftiger im Recht der Selbstverwaltung, z. B. in den Qualitätsmaßstäben, den Rahmenempfehlungen und Qualitätsprüfrichtlinien, ausdrücklichen Niederschlag finden.

Qualifizieren

Die Kassen sollten weitere Qualifizierungsangebote in ihr Bildungsprogramm aufnehmen und besonders darauf achten, dass in den von ihnen geförderten Pflegekursen die Ernährungsschulung nicht zu kurz kommt. Dies erfordert unter Umständen eine Qualifizierung der Qualifizierer mit Hilfe der in Kapitel 13 angesprochenen Lehr- und Lernmittel.

Bei Mangelernährung beraten

Unabhängig von besonderen Programmen sollten die Gutachter der Pflegeversicherung, wenn sie eine Mangelernährung festgestellt haben, die Betroffenen beraten, sie an ihren Hausarzt verweisen und gegebenenfalls geeignete Rehabilitationsmaßnahmen empfehlen, die dann von den Kassen nicht abgeblockt werden dürfen.

15.3 Empfehlungen an Ärzte

Kassenärztliche Vereinigungen und Ärzte in Praxen und Kliniken sollten sich des Themas Ernährung bei Demenz deutlicher als bisher annehmen.

Den Ernährungszustand erheben und beraten

Haus- und Klinikärzte sind zuständig für die Erhebung des Ernährungszustands ihrer Patienten und sollten sie bei Ernährungsproblemen ernährungsmedizinisch beraten.

Ernährungsmängeln entgegenwirken

Hausärzte können durch eine frühzeitige differenzierte Diagnose Ernährungsmängeln bei Demenz entgegenwirken und möglicherweise das Fortschreiten von kognitiven Problemen verzögern.

Netzwerke bilden

Das Beispiel «Teamwerk – Zahnmedizin für Pflegebedürftige» (Kap. 3.5) zeigt, dass eine fachärztliche Vernetzung möglich ist. Dieses Modell sollte in anderen Bereichen der ambulanten und stationären Versorgung nachgeahmt werden, um die bestehenden strukturellen Versorgungslücken in der geriatrisch(fach)-ärztlichen und gerontopsychiatrischen Betreuung zu schließen.

Kooperieren

In Zusammenarbeit mit Ernährungsfachkräften könnte untersucht werden, welchen Einfluss Zahnsanierungsmaßnahmen auf den Ernährungszustand demenzkranker Menschen haben und ob sie sich positiv auf ihr (Ess-)Verhalten auswirken.

15.4 Empfehlungen an Entscheidungsträger aus der Pflege

Professionell Pflegende sind zuständig für die Erhebung des Ernährungszustands ihrer Klienten und für die Pflegeplanung. Dafür müssen sie entsprechend qualifiziert sein. Vorgaben für ein verändertes Handeln bieten auch die Forderungen der «Charta der Rechte hilfe- und pflegebedürftiger Menschen» (Kap. 14.3).

Qualität sichern

Für eine interne Qualitätssicherung der Altenhilfeeinrichtungen müssen effiziente Methoden zur Verfügung stehen. Einbezogen werden sollten hierfür nicht zuletzt die Qualitätsurteile der Heimbewohner und ihrer Angehörigen, die über methodisch angepasste Zufriedenheitsbefragungen und Verhaltens- und Wohlbefindensbeobachtungen (z. B. DCM) ermittelt werden können. Mit Hilfe von Pflege- und Wohnbereichsvisiten und gegebenenfalls Benchmarking können Lücken und Schwächen einer Einrichtung aufgedeckt und Dienstleistungen verbessert werden.

Organisatorische Voraussetzungen schaffen

Es müssen personelle und arbeitsorganisatorische Voraussetzungen geschaffen werden. Pflegende und Hauswirtschaftskräfte müssen miteinander kooperieren; ihre Zusammenarbeit – insbesondere an den Schnittstellen zwischen Küche, Hauswirtschaft und Pflege – muss entsprechend organisiert sein.

Ernährungsteams etablieren und Fachkräfte einsetzen

In deutschen Altenheimen, Krankenhäusern und ambulanten Einrichtungen gibt es bisher kaum Ernährungsteams oder Diätassistenten. Zum geriatrischen Team sollte außerdem ein Ernährungstherapeut gehören.

Die Öffentlichkeit und Profis informieren

Berufsverbände und freie Träger sollten die jeweilige Klientel über das Thema Ernährung unterrichten.

Sich bekannt machen

Altenhilfeeinrichtungen sollten sich Bürgern öffnen, etwa durch Cafés, die alle Gemeindemitglieder besuchen können. Auf diesem Weg kann der Bevölkerung und Angehörigen die Arbeit einer Einrichtung näher gebracht und verständlich gemacht werden. So könnten auch Ehrenamtliche gewonnen werden.

Ehrenamtliche einbeziehen

Ehrenamtliche können das Pflegepersonal während der Essenszeiten entlasten. Einrichtungen sollten sich bemühen, Ehrenamtliche längerfristig an ein Haus zu binden.

Kooperation von Haupt- und Ehrenamtlichen fördern

Um ein hohes Qualitätsniveau in der Versorgung von alten und demenziell Erkrankten zu erreichen, ist eine gute Zusammenarbeit der Haupt- und Ehrenamtlichen in den Bereichen *Ernährung, Bewegung* und *Soziale Teilhabe* Voraussetzung. Kooperatives Handeln könnte durch Ausschreibungen, Auszeichnungen und Belobigungen gefördert werden.

Baulich-konzeptionelle Voraussetzungen nutzen

Manche Einrichtungen bieten gute baulich-konzeptionelle Voraussetzungen für ein demenzfreundliches Milieu und eine kreative Ess- und Trinkkultur. Dazu gehören Heime der dritten (Nachkriegs-)Generation mit überschaubaren Wohngruppen und Wohnbereichsküchen und besonders Hausgemeinschaften und ambulant betreute Wohngemeinschaften.

Beschwerde- und Qualitätsmanagement einführen

Beschwerde- und Qualitätsmanagements können dazu beitragen, die Ernährungskultur einer Einrichtung zu verbessern. Dazu erforderlich sind die Durchführung von Pflegevisiten, gezielte Qualitätsprüfungen und Beratungen des MDK. Auch eine kommunale Beschwerdestelle (Kap. 15.1) kann helfen, Mängel zu beseitigen.

Bewohnerorientierte Ernährungskonzepte entwickeln

Jede Einrichtung sollte mit Ernährungs- bzw. Verpflegungskonzepten (Kap. 10) arbeiten, die eine bedarfs- und bedürfnisorientierte Versorgung ermöglichen. Bestandteil der Konzepte sollten immer auch eine Risikoerfassung und Problembehandlung sein. Die Konzepte sollten evaluiert werden.

Das Know-how von Unternehmensberatern nutzen

Für die Förderung einer neuen Ess- und Trinkkultur in Heimen, Haus- und Wohngemeinschaften gilt es eine Vielzahl bürokratischer Hemmnisse zu überwinden (z. B. die Berücksichtigung des HACCP [hazard analysis of critical control points]-Verfahrens im Rahmen der Lebensmittelhygieneverordnung). In dem Bereich erfahrene Unternehmensberater könnten helfen. Sie sollten motiviert werden, ihr Wissen – oder zumindest einen Teil davon – anderen verfügbar zu machen, z. B. durch die Publikation entsprechender Texte.

Sich regelmäßig über Verbesserungsmöglichkeiten informieren

Wertvolle Anregungen und Empfehlungen aus der Milieutherapie zur Verbesserung der Ernährungssituation in Heimen findet man in einer Broschüre der Deutschen Expertengruppe Dementenbetreuung (Lärm, 2005).

Einen Leitfaden für die Ernährung alter Menschen bieten Heseker und Odenbach (2005).

In der Publikation «Esskultur für mehr Lebensqualität» (2006) werden unter anderem Beispiele aus der Praxis präsentiert; Experten berichten über ihre Erfahrungen mit veränderten Ernährungsangeboten und Verhaltensweisen in unterschiedlichen Ernährungssituationen der stationären Altenhilfe.

15.5 Empfehlungen an Leitungsverantwortliche des Bereichs Hauswirtschaft

Küche und Hauswirtschaft aufwerten

Last, not least. Notwendig für eine Verbesserung der Ess- und Trinkkultur in Heimen ist eine Aufwertung von Küche und Hauswirtschaft. Sie müssen wegen ihres Beitrags zur Lebensqualität vom Träger und von der Leitung des jeweiligen Hauses zum Kerngeschäft gehörig angesehen und entsprechend gestaltet werden.

Fortbilden

Hauswirtschaftliche Mitarbeiter sollten gemeinsam mit Pflegenden fortgebildet werden.

Empfehlenswert ist folgende Broschüre: Berufsverband Hauswirtschaft e. V. (Hrsg.): Empfehlungen zur Dienstleistungskonzeption Hauswirtschaft in Einrichtungen der stationären Altenhilfe. (O. J.) Zu beziehen über: Berufsverband Hauswirtschaft e. V., Waiblinger Straße 11/3, 71384 Weinstadt, Telefon (07151) 43 770, Fax (7151) 47 625; E-Mail: info@Berufsverband-Hauswirtschaft.de, Web: www.berufsverband-hauswirtschaft.de.

Gesamtkonzept statt Effekthascherei

Die Verbände der Leistungsanbieter, Heimträger und Heimleitungen sollten Aktionismus vermeiden und nicht nur mit kurzfristig werbewirksamen Detailänderungen beeindrucken wollen, z. B. mit dem Angebot von Fingerfood und farbigen Getränken. Unter Beteiligung aller Fachbereiche sollten sie ein komplexes, in sich schlüssiges Gesamtkonzept entwickeln, bei dem alle für die Verbesserung der Ernährungskultur nötigen Aspekte berücksichtigt werden (Kap. 10).

Literatur

Unter folgender Adresse findet man kurze Inhaltsbeschreibungen einzelner hier aufgeführter Publikationen:
www.nahrungsverweigerung.de/Buchempfehlungen/buchempfehlungen.htm

Kapitel 1
Bedarfs- und bedürfnisgerechte Ernährung bei Demenz – Erfordernisse und Möglichkeiten

Brüggemann, J.: Grundsatzstellungnahme Ernährung und Flüssigkeitsversorgung in der stationären Altenpflege. Die Schwester/Der Pfleger. 42 (2003) 9:684–689.

Dörner, K.: Das ganze Land ohne Heime – eine Utopie? In: Breitscheidel, M.: Abgezockt und totgepflegt. Alltag in deutschen Pflegeheimen. Econ, Berlin 2006:201–215.

Hufeland, D. D. Ch. W.: Die Kunst das menschliche Leben zu verlängern. Erster und Zweyter Theil. Zweyte vermehrte Auflage. Jena, in der akademischen Buchhandlung. 1798.

Kasper, H.: Ernährungsmedizin und Diätetik. 10., neu bearbeitete Auflage. Urban & Fischer. München/Jena 2004.

Medizinischer Dienst der Spitzenverbände der Krankenkassen (MDS) (Hrsg.): Grundsatzstellungnahme Ernährung und Flüssigkeitsversorgung älterer Menschen. (Abschlussbericht Projektgruppe P 39, Essen) 2003. (Bezugsquellen: Medizinischer Dienst der Spitzenverbände der Krankenkassen e. V., Lützowstraße 53, 45141 Essen, Telefon (0201) 83 27 0, Fax (0201) 83 27 100, E-Mail: office@mds.de, Web: www.mds-ev.de (hier als Download verfügbar).

Schwerdt, R.: Probleme der Ernährung älterer Menschen mit Demenz. Aktueller Forschungs- und Entwicklungsbedarf. Pflege und Gesellschaft, 10 (2005) 2:75–82.

Zeyfang, A. et al.: Gesunde Senioren zeigen auch bei normalem Ernährungszustand im Mini-Nutritional-Assessment (MNA) Risikobereiche und eingeschränkte Funktionen. Zeitschrift für Gerontologie und Geriatrie. Band 38., (2005) 5:328–333.

Kapitel 2
Soziokulturelle und psychische Aspekte der Ernährung bei Demenz

Bruce, E. et al.: Eine besondere Art der Pflege: Verbesserung des Wohlbefindens bei Menschen mit Demenz. (Titel der Originalausgabe: A special kind of care. Improving well-being in people living with dementia. MHA Care Group. Derby, 2002, S. 31–33) In: Koordinierungsstelle der Landesinitiative Demenz-Service NRW im Kuratorium Deutsche Altershilfe (KDA) (Hrsg.): Wie geht es Ihnen? Konzepte und Materialien zur Einschätzung des Wohlbefindens von Menschen mit Demenz. Köln 2005:37 f.

Radzey, B.: Zwischen Lust und Frust. DCM-Beobachtungen zum Essen im Altenpflegeheim. Pro Alter (Fachmagazin des Kuratoriums Deutsche Altershilfe, KDA), 37 (2005) 3:12–17.

Rückert, W.: Essen und Trinken ist die beste Medizin – auch bei Demenz. Pro Alter (Fachmagazin des Kuratoriums Deutsche Altershilfe, KDA), 37 (2005) 3:6–12.

Kapitel 3
Altersbedingte körperliche Veränderungen und ihr Einfluss auf das Essen und Trinken von Demenzkranken

Ackermann, A.: Körperliche Aktivitäten und ADL-Training zur Prävention von Mangelernährung bei Heimbewohnern. Pro Alter (Fachmagazin des Kuratoriums Deutsche Altershilfe, KDA), 38 (2006) 3:60–62.

aid infodienst Verbraucherschutz, Ernährung, Landwirtschaft e. V.; Deutsche Gesellschaft für Ernährung (DGE) (Hrsg.): Senioren in der Gemeinschaftsverpflegung. Bonn 2003. (Bezugsquellen: DGE-MedienService, Bornheimer Straße 33 b, 53111 Bonn; Fax: 0228/9092610 oder www.dge-medienservice.de)

Bayerisches Staatsministerium für Arbeit und Sozialordnung, Familie und Frauen (Hrsg.): Ratgeber für die richtige Ernährung bei Demenz. Appetit wecken, Essen und Trinken fördern. Ernst Reinhardt Verlag, München/Basel 2006.

Benz, Ch.: Zahnmedizinisches Projekt verbessert die Mundgesundheit in der Pflege. Pro Alter (Fachmagazin des Kuratoriums Deutsche Altershilfe, KDA), 38 (2006) 3:63–66.

Crawley, H.: Essen und Trinken bei Demenz. (Übersetzung aus dem Englischen von Britta Wilken. Titel der Originalausgabe: Food, Drink and Dementia. How to help people with dementia to eat well. Dementia Services Development Centre. University of Stirling. Scotland 2002.) (Hrsg. vom Kuratorium Deutsche Altershilfe, KDA.) Köln 2005.

Deutsche Gesellschaft für Ernährung (DGE) (Hrsg.): Referenzwerte für die Nährstoffzufuhr. Umschau-Verlag, Frankfurt 2000.

Deutsche Gesellschaft für Ernährung (DGE) (Hrsg.): Ernährungsbericht 2004. Bonn 2004a. (Vertrieb: DGE-MedienService, s. unter «aid infodienst»)

Deutsche Gesellschaft für Ernährung (DGE): Bedeutung von Kaffee für den Flüssigkeitshaushalt. DGE-info Nr. 04:58–59, Bonn 2004b. (Vertrieb: DGE-MedienService, s. unter «aid infodienst»)

Eisenburger, M.: «Zuerst muss die Seele bewegt werden …» Psychomotorik im Pflegeheim. Ein theoriegeleitetes Praxisbuch. Verlag Modernes Lernen, Dortmund 2005.

Heseker, H.: Praxisnahe Möglichkeiten zur Verbesserung der Ernährungssituation und Alltagsmobilität im Alter (Patras: Paderborner Trainingsstudie: Beweglichkeit fördern, Mangelernährung vorbeugen. Ein Kooperationsprojekt der Universität Paderborn in Zusammenarbeit mit dem Caritasverband für das Erzbistum Paderborn e. V.). Paderborn 2005. (Bezugsquellen: Professor Dr. Helmut Heseker, Universität Paderborn, Warburger Straße 100, 33095 Paderborn, Telefon (05251) 60 38 35, Fax (05251) 60 34 35, E-Mail: heseker@physik.upb.de oder: Caritasverband für das Erzbistum Paderborn e. V., Gesundheits-

und Altenhilfe, Referat Altenhilfe, Postfach 1360, 33043 Paderborn, Telefon (05251) 20 92 83, Fax (05251) 20 92 02.

Jenkins, D.: Der beste Anzug. Hautpflege bei Menschen mit Demenz. (Übersetzung aus dem Englischen von Britta Wilken. Titel der Originalausgabe: The Birthday Suit. Caring for the Skin of People with Dementia. Dementia Services Development Centre, University of Stirling. 2002) (Hrsg. vom Kuratorium Deutsche Altershilfe, KDA.) Köln 2006.

Locker, D.: Changes in chewing ability with ageing: a 7 year study of older adults. J of Oral Rehabilitation, 29 (11), pp. 1021–1029. 2002.

Medizinischer Dienst der Spitzenverbände der Krankenkassen (MDS), 2003: siehe unter Kapitel 1

Micas, M. et al: Ernährung bei Alzheimer-Kranken. Eine Broschüre mit praktischen Ratschlägen für pflegende Angehörige. In: Deutsche Alzheimer Gesellschaft e. V. (Hrsg.): Brücken in die Zukunft. Berlin 2001:239–254 (vergriffen).

Philippi-Eisenburger, M.: Bewegungsarbeit mit älteren und alten Menschen. Theorie und Praxis der Motogeragogik. (Reihe Motorik, Band 10) Hofmann Karl GmbH + Co., Schorndorf 1990.

Philippi-Eisenburger, M.: Praxis der Bewegungsarbeit mit Älteren. (Reihe Motorik, Band 11) Hofmann Karl GmbH + Co., Schorndorf 1991a.

Philippi-Eisenburger, M.: Motologie. Einführung in die theoretischen Grundlagen. (Reihe Motorik, Band 12) Hofmann Karl GmbH + Co., Schorndorf 1991b.

Prosiegel, M. et al.: Schluckstörungen bei neurologischen Patienten. Nervenarzt, 73 (2002) 4:364–370.

Richter, E.: Reize setzen. Pflegetherapeutische Maßnahmen in der Betreuung Schwerhöriger an Demenz Erkrankte. Nightingale (2005) 4:22.

Spamer, C.: Gewichtsverlust und drohende Mangelernährung bei Demenz. Geriatrie Journal, 7 (2005) 1:17–18.

Volkert, D.: Ernährung im Alter. Quelle & Mayer Verlag, Wiesbaden 1997.

Volkert, D.: Leitlinie Enterale Ernährung der DGEM und DGG. Ernährungszustand, Energie- und Substratstoffwechsel im Alter. Aktuel Ernaehr Med (2004) 29:190–197 oder www.dgem.de/leitlinien/01ernstat100804.pdf

Wojnar, J.: Ernährung in der häuslichen Pflege Demenzkranker. (Praxisreihe der Deutschen Alzheimer Gesellschaft e. V., Band 6) 5. Auflage. Berlin 2006.

Kapitel 4
Mangel- und Fehlernährung im Alter und bei Demenz

Archibald, C.: Menschen mit Demenz im Krankenhaus. Eine Lern- und Arbeitshilfe für Pflegefachkräfte. (Übersetzung aus dem Englischen von Britta Wilken. Titel der Originalausgabe: People with Dementia in Acute Hospitals. Dementia Services Development Centre, University of Stirling. 2003) (Hrsg. vom Kuratorium Deutsche Altershilfe, KDA. Bd. 5 der Reihe «Türen öffnen zum Menschen mit Demenz») Köln 2007.

Bacon, A.W. et al.: Very Early Changes in olfactory functioning due to Alzheimer's Disease and the Role of Apolipoprotein E in Olfaction. Ann. NX. Acad. Sci., Nov 30, 1998; 885 1: pp. 723–731.

Benedetti, F. et al.: Pain reactivity in Alzheimer Patients with different degrees of cognitive impairment and brain electrical activity deterioration. Pain, 111, pp 22–29. 2004.

Borker, S.: Nahrungsverweigerung in der Pflege. Eine deskriptiv-analytische Studie. Huber, Bern/Göttingen 2002.

Ding-Greiner, Ch.: Schluckstörungen bei Demenz. Pro Alter (Fachmagazin des Kuratoriums Deutsche Altershilfe, KDA), 37 (2005) 3:28–33.

Guérin, O. et al.: The different evolutive modes of weight loss during the Alzheimer`s Disease: a prospective study. Abstract. Journal of Nutrition, Health & Aging (JNHA), Vol. 8, Nr. 6: 448, 2004.

Jäger, M.: Schluckstörungen. Bei Demenz-Patienten noch zu wenig beachtet. In: Füsgen, I. (Hrsg.): Sprech- und Schluckstörungen. Problemfeld in der Demenztherapie. Medical Tribune Verlagsgesellschaft mbH, Wiesbaden 2003.

Landendörfer, P.; Hesselbarth, S.: Schmerz-Beurteilung bei «sprachlosen» Patienten. Der Allgemeinarzt, 24 (2003) 10:822–828.

Lärm, M.: Die Ernährung Demenzkranker in stationären Einrichtungen. Praktische Erfahrungen und Empfehlungen aus der Milieutherapie. Selbstverlag Deutsche Expertengruppe Dementenbetreuung e. V. (DED), Rieseby 2005. (Bezugsquelle: Geschäftsstelle der Deutschen Expertengruppe Dementenbetreuung e. V., Perker Str. 78, 51674 Wiehl, Telefon (02196) 99 96 59, Fax (02296) 90 86 99, E-Mail: info@demenz-ded.de, Web: www.demenz-ded.de)

Medizinischer Dienst der Spitzenverbände der Krankenkassen (MDS), 2003: siehe unter Kapitel 1

Serby, M. et al.: The nature and course of olfactory deficits in Alzheimer's disease. Am J Psychiatry, 148, pp. 357–360. 1991.

Spamer, 2005: siehe unter Kapitel 3

Volkert, 2004: siehe unter Kapitel 3

Kapitel 5
Erfassung der Ernährungssituation – Screening und Assessment

Arrowsmith, H.: A critical evaluation of the use of nutrition screening tools by nurses. Br J Nurs., Vol. 8 (1999) No. 22: pp. 1483–1490.

Bauer, J. M. et al.: Diagnostik der Mangelernährung des älteren Menschen. Ergebnisse eines internationalen Experten-Meetings der BANSS-Stiftung. Dtsch Med Wochenschr, Vol. 131 (2006) 5:223–227.

Cook, Z. et al.: Use of BMI in the assessment of undernutrition in older subjects: reflection on practice. Bapen Symposium 3 on ‹From beginners to zimmers›. Proceedings of the Nutrition Society, (2005) 64:313–317.

Faustin, V.: Ernährungssoftwareprogramme im Vergleich. Ernährungslehre und -praxis. Ernährungs-Umschau. 47 (2000) 8:B29–35.

Kondrup, J. et al.: ESPEN Guideline for Nutrition Screening 2002. Clinical Nutrition, Vol. 22 (2003) No. 4:415–421.

Kowanko, I.: The role of the nurse in food service: a literature review and recommendations. Int J Nurs Pract, Vol. 3 (1997) No. 2:73–78.

Lyne, P. A.; Prowse, M. A.: Methodological issues in the development and use of instruments to assess patient nutritional status or the level of risk of nutritional compromise. J Adv Nurs, Vol. 30 (1999) No. 4:835–842.

Pirlich, M. et al.: Mangelernährung bei Klinikpatienten: Diagnostik und klinische Bedeutung. Aktuel Ernaehr Med, (1999) 24:260–266.

Schreier, M. M.: Erfassung der Ernährungssituation bei alten Menschen in stationären Pflegeeinrichtungen. PrInterNet (2007) 1:24–30.

Schreier, M. M.: Mangelernährung bei alten Menschen. Pro Alter (Fachmagazin des Kuratoriums Deutsche Altershilfe, KDA), 37 (2005) 3:33–35.

Volkert, D.: Malnutrition. In: Nikolaus, T. (Hrsg.): Klinische Geriatrie. Springer, Berlin/Heidelberg 2000:338–350.

Kapitel 6 bis 11
Verbesserung der Ernährungssituation Demenzkranker

aid infodienst; DGE (Hrsg.), 2003: siehe unter Kapitel 3

Altgeld, Th. et al.: Prävention und Gesundheitsförderung. Ein Programm für eine bessere Sozial- und Gesundheitspolitik. (Friedrich-Ebert-Stiftung. Gesprächskreis Sozialpolitik. Hrsg. vom wirtschafts- und sozialpolitischen Forschungs- und Beratungszentrum der Friedrich-Ebert-Stiftung, Abteilung Arbeit und Sozialpolitik) Bonn 2006.

Archibald, 2007: siehe unter Kapitel 4

Biedermann, M.; Hoffmann, A.: Der Heimkoch. Esskultur im Heim. Vincentz Network, Hannover 2005.

Bölicke, C. et al.: Ressourcen erhalten. (Robert Bosch Stiftung (Hrsg.): Gemeinsam für ein besseres Leben mit Demenz.) Huber, Bern 2007.

Brinner, C.: Unveröffentlichter Bericht zum 4. Europäischen Kongress «Nutrition and Health in the Elderly People» (Toulouse 4./5.11.2004) 2005. (Die Teilnahme am Kongress wurde von der Robert Bosch Stiftung gefördert. Der Bericht liegt dort vor.)

Bundesverband privater Anbieter sozialer Dienste e. V., 2003: siehe unter Kapitel 13

Crawley, 2005: siehe unter Kapitel 3

Gregor, B. (2005): DCM-gestützte Qualitätsentwicklung der Pflege von Menschen mit Demenz in Einrichtungen des Main-Kinzig-Kreises. (Hrsg.: Main-Kinzig-Kreis. Leitstelle für ältere Bürger. Barbarossastr. 24, 63571 Gelnhausen. Informationen über **barbara.gregor@mkk.de**)

Jenkins, 2006: siehe unter Kapitel 3

Jones, Ch.; Dewar, B.; Donaldson, D.: Recipe for Life. Helping Older People who live alone to Eat Well. Executive Summary of final Report of Research. The Royal Bank of Scotland, Centre for the Older Person's Agenda (Ed.), Queen Margaret University College: 2005.
www.qmuc.ac.uk/opa/Pb/Recipe%20for%20Liife%20research%20report2.pdf

Kneubühler, U.: Wie lässt sich das Wohlbefinden von Menschen mit Demenz in Pflegeheimen erfragen? In: Demenz Support Stuttgart (Hrsg.): Im Brennpunkt: Lebensqualität/Pflegequalität. Stuttgart 2005:157–168.

Kolb, 2006: siehe unter Kapitel 12

Lauque, S. et al.: Improvement of weight and fat-free mass with oral nutritional supplementation in patients with Alzheimer's disease at risk of malnutrition: a prospective randomized study. JAm Geriatr Soc, Vol. 52 (2004) No. 10:1–6.

Lärm, 2005: siehe unter Kapitel 4

Lorefält, B. et al.: Smaller but energy and protein-enriched meals improve energy and nutrient intakes in elderly patients. JNHA, Vol. 9 (2005) No. 4: 243–247.

Medizinischer Dienst der Spitzenverbände der Krankenkassen (MDS), 2003: siehe unter Kapitel 1

Millen, B.E.: Präventive Ernährungsdienste für ältere Populationen. Zeitschrift für Gerontologie und Geriatrie, 32 (1999) Suppl.1:80-I88.

Priester, K.: Aktuelle und künftige Dimensionen demenzieller Erkrankungen in Deutschland. Anforderungen an die Pflegeversicherung. (Arbeitsgruppe Public Health, WZB.) Berlin 2004. http://skylla.wz-berlin.de/pdf/2004/i04-303.pdf

Radzey, B.; Kuhn, Ch.: Demenzwohngruppen einführen. Ein Praxisleitfaden für die Konzeption, Planung und Umsetzung im stationären Bereich. Demenz Support Stuttgart gGmbH, Stuttgart 2005.

Rath, B. et al.: Dehydrationsprophylaxe bei demenzkranken Menschen im Alzheimer Tageszentrum in Wetzlar. 2005 (Als Download verfügbar unter: www.alzheimer-gesellschaft-mittelhessen.de/html/altenpflegepreis2006.html

Russel, R. et al.: Modified Food Guide Pyramid for People over Seventy Years of Age. J. Nutr. (1999) 129: 751–753.

Scherbaum, W.A.; Kiess, W. (Hrsg.): Evidenzbasierte Diabetes-Leitlinie der Deutschen Diabetes-Gesellschaft (DDG) und der Deutschen Gesellschaft für Geriatrie (DGG). Diagnostik, Therapie und Verlaufskontrolle des Diabetes mellitus im Alter. Diabetes und Stoffwechsel, (2004) 13:31–56. (Als Download unter: www.deutsche-diabetes-gesellschaft.de/redaktion/mitteilungen/leitlinien/Leitlinien04_Alter.pdf)

Schneekloth, U.; Wahl, H. W. (Hrsg.): Möglichkeiten und Grenzen selbständiger Lebensführung in privaten Haushalten (MuG III). Repräsentativbefunde und Vertiefungsstudien zu häuslichen Pflegearrangements, Demenz und professionellen Versorgungsangeboten. Integrierter Abschlussbericht im Auftrag des Bundesministeriums für Familie, Senioren, Frauen und Jugend. München, März 2005. (Download unter: www.bmfsfj.de/Kategorien/publikationen.html)

Schneekloth, U.: Leben mit Hilfe und Pflege zu Hause. Möglichkeiten und Grenzen. Zentrale Ergebnisse des Forschungsprojekts MuG III im Überblick. 2005. (Als Download verfügbar unter: www.tns-infratest-sofo.com/downloads/selbststaendigkeit-im-alter-ergebnisse.pdf)

Thomas, D.R.: Ursachen der Proteinkalorien-Mangelernährung. Zeitschrift für Gerontologie und Geriatrie, 32 (1999) 7, Suppl.1:38–44.

Trede-Kretzschmar, E.: Essen und Trinken in stationären Einrichtungen der Altenhilfe. In: Deutsche Alzheimer Gesellschaft e. V. (Hrsg): «Keine Zeit zu verlieren!» Referate auf dem 4. Kongress der Deutschen Alzheimer Gesellschaft. (Tagungsreihe, Band 5.) Berlin 2005:193–195.

Volkert, 1997: siehe unter Kapitel 3

Wojnar, 2006[5]: siehe unter Kapitel 3

Kapitel 12
Künstliche Ernährung von Menschen mit Demenz

Bauer, A.; Klie, T.: Bad Homburger Charta zu Patientenverfügungen. Ethik in der Medizin, 17 (2005) 3:241–242.

Borker, 2002: siehe unter Kapitel 4

Bosshard, G. et al.: Lebensverlängernde Maßnahmen in der geriatrischen Langzeitpflege: Wie ist die Akzeptanz Betroffener? Deutsches Ärzteblatt, 96 (1999) 21:1409–1413.

Bundesärztekammer: Grundsätze der Bundesärztekammer zur ärztlichen Sterbebegleitung. Deutsches Ärzteblatt, 101 (2004) 19:1298–1299 oder www.bundesaerztekammer.de/downloads/sterbebegl2004.pdf

Finucane, T. E. et al.: Tube Feeding in Patients With Advanced Dementia. A Review of the Evidence. In: Jama, Vol. 282 (1999) 14:1365–1370.

Klie, T.; Spatz, J.: Autonomie am Lebensende. Dr. med. Mabuse, 30 (2005) 155:48–51.

Kojer, M.: Alt, krank und verwirrt. 2. Auflage, Lambertus Verlag, Freiburg 2003.

Kolb, C.: Nahrungsverweigerung bei Demenzkranken. PEG-Sonde ja oder nein? 3. überarbeitete Auflage. Mabuse Verlag, Frankfurt a.M. 2004.

Kolb, Ch.: Künstliche Ernährung bei Menschen mit Demenz: Sinnvolle Lebensverlängerung oder Störung des natürlichen Sterbeprozesses? Pro Alter (Fachmagazin des Kuratoriums Deutsche Altershilfe, KDA), 37 (2005) 3:36–42.

Kolb, Ch.: Mangelernährung und körperlichen Abbau vermeiden. Ernährungstherapeutisches Projekt für Menschen mit Demenz im Krankenhaus. Pro Alter (Fachmagazin des Kuratoriums Deutsche Altershilfe, KDA), 38 (2006) 4:38–42.

Körner, U. et al.: DGEM-Leitlinie Enterale Ernährung: Ethische und rechtliche Gesichtspunkte. Aktuel Ernaehr Med, (2003) Band 28, Suppl. 1: 36–41.

Petzold, Ch. et al.: Ethik und Recht. (Robert Bosch Stiftung (Hrsg.): Gemeinsam für ein besseres Leben mit Demenz.) Huber, Bern 2007.

Scheppach, B. et al.: Enterale Ernährung von Demenzpatienten über PEG: Inzidenz und Patientencharakteristika im Raum Ulm. Abstract. European Journal of Geriatrics (Euro J Ger), 1 (1999) 1:34.

Terra Nova Films. Video Alzheimer's Disease: Natural Feeding Techniques. o. J. (Erhältlich unter www.terranova.org)

Volkert, D. et al.: Leitlinie Enterale Ernährung der DGG und DGEM. Enterale Ernährung Trink- und Sondennahrung in der Geriatrie und geriatrisch-neurologischen Rehabilitation. Aktuel Ernaehr Med, 29 (2004):198–225 oder www.dgem.de/leitlinien/01geriatrie100804.pdf

Vollmann, J.: Chancen und Risiken von Patientenverfügungen bei dementiellen störungen. Zeitschrift für Gerontopsychologie & -psychiatrie, 13 (2000) 1:38–50.

Kapitel 13
Wissen, Bildung und Ernährung

Brüggemann, 2003: siehe unter Kapitel 1
Brinner, 2005: siehe unter Kapitel 6–11

Bundesministerium für Familie, Senioren, Frauen und Jugend (BMFSFJ): Aktive Gesundheitsförderung im Alter: Veröffentlichung der ‹Hausarztstudie 2› (Dokumentation) 2004.
www.bmfsfj.de/Kategorien/Forschungsnetz/forschungsberichte,did=18438.html
Bundesverband privater Anbieter sozialer Dienste e. V. (Hrsg.): QuETiA. Qualitätssicherung Essen und Trinken im Alter. (CD-ROM) 2003. (Bezugsquelle: Bundesverband privater Anbieter sozialer Dienste e. V., Bundesgeschäftsstelle, Hannoversche Straße 19, 10115 2002 Berlin, Telefon (030) 30 87 88 60, Fax (030) 30 87 88 89, E-Mail: bund@bpa.de,
Web: www.bpa.de)
Crawley, 2005: siehe unter Kapitel 3
Kuratorium Deutsche Altershilfe (KDA) (Hrsg.): Bundeseinheitliche Altenpflegeausbildung. Materialien für die Umsetzung der Stundentafel. Köln 2003.
Marshall, M. (Ed.): Food, Glorious Food. Perspectives on food and dementia. Hawker Publications, London 2003.
Schwerdt, 2005: siehe unter Kapitel 1
Volkert, D.: Ernährung älterer Menschen in Deutschland. Epidemiologie und Intervention. (Hrsg.: Wissenschaftliche Schriftenreihe Biochemie und Ernährungswissenschaft, Band 22) Verlag Dr. Köster, Berlin 2002.
Wojnar, 2006[5]: siehe unter Kapitel 3

Kapitel 14
Forderungen und gesetzliche Regelungen für die Ernährung Hilfebedürftiger

Bundesministerium für Familie, Senioren, Frauen und Jugend (BMFSJ); Bundesministerium für Gesundheit (BMG): Charta der Rechte hilfe- und pflegebedürftiger Menschen. Berlin 2006. (Kostenlos zu beziehen über den Publikationsversand der Bundesregierung, Postfach 481009, 18132 Rostock oder über www.bmfsfj.de)
Deutsches Zentrum für Altersfragen (Hrsg.): Runder Tisch Pflege. Arbeitsgruppe II: Empfehlungen und Forderungen zur Verbesserung der Qualität in der Stationären Betreuung und Pflege. Berlin 2005. (Als Download verfügbar unter:
www.dza.de/download/ErgebnisserunderTischArbeitsgruppeII.pdf)
Deutsches Zentrum für Altersfragen (Hrsg.): Runder Tisch Pflege. Arbeitsgruppe II: Verbesserung der Qualität in der Stationären Betreuung und Pflege. Anhang Empfehlungen für die Praxis. Berlin 2005. (Der Text enthält Empfehlungen zur Verbesserung der Ess- und Trinkkultur in Heimen und ist als Download verfügbar unter
www.dza.de/download/ErgebnisseRunderTischArbeitsgruppeII_Anhang.pdf)
Deutsches Zentrum für Altersfragen (Hrsg.): Runder Tisch Pflege. Arbeitsgruppe IV: Charta der Rechte hilfe- und pflegebedürftiger Menschen (mit aktualisiertem Anhang/Stand 15. September 2005). Berlin 2005. (Als Download verfügbar unter:
www.dza.de/download/ErgebnisserunderTischArbeitsgruppeIV.pdf)

Kapitel 15
Grundlagen für eine verbesserte Ernährungskultur – Empfehlungen an Entscheidungsträger aus Politik, Wissenschaft und Wirtschaft

Heseker, H.; Odenbach, V. (Hrsg.): Ernährung von Senioren und Pflegebedürftigen. Praxisleitfaden für eine bedarfsgerechte Versorgung im Alter. (Loseblattsammlung) Behr's Verlag, Hamburg 2005. (Die Sammlung bietet allen Verantwortlichen in Pflegeeinrichtungen und Kliniken einen Leitfaden.)

Koalitionsvertrag zwischen CDU, CSU, SPD – 11.11.2005.

Lärm, 2005: siehe unter Kapitel 4

Paul Wilhelm von Keppler-Stiftung; Steiner, I.; Händel, H.-U. (Hrsg.): Esskultur für mehr Lebensqualität. Anwendungsmöglichkeiten in der stationären Altenhilfe. Oberndorf a. N. 2006. (Bezugsquelle: Paul Wilhelm von Keppler-Stiftung, Thomas Fischer, Warmbronner Straße 22, 71063 Sindelfingen, Fax: 07031/63301–111, www.keppler-stiftung.de)

Rahnema, K.: Bericht über die Tätigkeit der Münchener Beschwerdestelle in den Jahren 2003 und 2004. Beschwerdestelle für Probleme in der Altenpflege. München. Rathaus. Quelle: www.muenchen.de/beschwerdestelle-altenpflege oder www.muenchen.de/cms/prod2/mde/_de/rubriken/Rathaus/40_dir/altenpfl/08_veroeff/anlage1_05.pdf

Weiterführende Literaturempfehlungen

Biedermann, M.: Essen als basale Stimulation. Vincentz Verlag, Hannover 2003.

Hackl, J. M.: Leitfaden Künstliche Ernährung. 3. Auflage. W. Zuckschwerdt, München/Bern/Wien/New York 1999.

Schreier, M. M.; Bartholomeyczik, S.: Mangelernährung bei alten und pflegebedürftigen Menschen. Ursachen und Prävention aus pflegerischer Perspektive. (Review/Literaturanalyse. Wittener Schriften) Schlütersche Verlagsgesellschaft, Hannover 2004.

Wojnar, J.: Ernährung, Stress und Lebensqualität Demenzkranker. In: Deutsche Alzheimer Gesellschaft e. V. (Hrsg.): «Keine Zeit zu verlieren!» Referate auf dem 4. Kongress der Deutschen Alzheimer Gesellschaft. Berlin, 2005:187–192.

Hinweis

Alle im Text genannten Internetadressen wurden zuletzt eingesehen im Dezember 2006.

Autorinnen und Autoren

Rückert, Willi Dr.
ehem. Kuratorium Deutsche Altershilfe
Wilhelm-Kamm-Str. 31
50321 Brühl

Arnold, Radka Dr.
AWO Bezirksverband Hessen-Nord e. V.
Wilhelmshöher Allee 32A
34117 Kassel

Bauer-Söllner, Brigitte Dr.
Iltisweg 14
70771 Leinfelden-Echterdingen

Brinner, Claudia
Heerdweg 5
79288 Gottenheim

Ding-Greiner, Christina Dr.
Institut für Gerontologie
Ruprecht-Karls-Universität Heidelberg
Bergheimer Str. 20
69115 Heidelberg

Kolb, Christian
Klinikum Nürnberg
Akademisches Lehrkrankenhaus der Universität Erlangen
Prof.-Ernst-Nathan-Str. 1
90419 Nürnberg

Lärm, Mechthild
Haus Schwansen
Rakower Weg 1
24354 Rieseby

Mahlberg-Breuer, Angelika
Büro Mybes
Grundlagenarbeit, Beratung und Fortbildung für die Praxis in der Altenhilfe
Glockengasse 2a
50667 Köln

Mybes, Ursula
Büro Mybes
Grundlagenarbeit, Beratung und Fortbildung für die Praxis in der Altenhilfe
Glockengasse 2a
50667 Köln

Schreier, Magda
Universitätsklinikum Gießen und Marburg GmbH
Standort Gießen, Bildungszentrum
Wilhelmstr. 18
35394 Gießen

Vanorek, Renate
Hauswirtschaftliche Beratung für soziale Einrichtungen und Unternehmen
Herdweg 16
73035 Göppingen-Jebenhausen

Redaktion: Dr. Sabine Walther, Paschacker 77, 47228 Duisburg